药食同源疗百病

寒性、凉性、平性药食

吕沛宛　朱培一◎主编

全国百佳图书出版单位
中国中医药出版社
·北　京·

图书在版编目（CIP）数据

药食同源疗百病 . 寒性、凉性、平性药食 / 吕沛宛，朱培一主编 . — 北京：中国中医药出版社，2022.3

ISBN 978 – 7 – 5132 – 7206 – 3

Ⅰ . ①药…　Ⅱ . ①吕… ②朱…　Ⅲ . ①食物养生
Ⅳ . ① R247.1

中国版本图书馆 CIP 数据核字（2021）第 201052 号

中国中医药出版社出版

北京经济技术开发区科创十三街 31 号院二区 8 号楼

邮政编码　100176

传真　010-64405721

保定市西城胶印有限公司印刷

各地新华书店经销

开本 880×1230　1/32　印张 7.5　字数 166 千字

2022 年 3 月第 1 版　2022 年 3 月第 1 次印刷

书号　ISBN 978 – 7 – 5132 – 7206 – 3

定价　57.00 元

网址　www.cptcm.com

服务热线　010-64405510

购书热线　010-89535836

维权打假　010-64405753

微信服务号　zgzyycbs

微商城网址　https://kdt.im/LIdUGr

官方微博　http://e.weibo.com/cptcm

天猫旗舰店网址　https://zgzyycbs.tmall.com

如有印装质量问题请与本社出版部联系（010-64405510）

《药食同源疗百病·寒性、凉性、平性药食》

编委会

主　编　吕沛宛　朱培一

副主编　陈建设　高水波　申冬冬　郭喜钦

编　委　王营博　王栋斌　叶奇琦　许改红

孙刻明　刘婉歌　朱凤海　李一鹏

李松宸　武晓光　陈珊珊　周在航

姚普琪　姚德明　赵心蕊　郭晓芬

温序

“民以食为天”，这是广泛流传于世代老百姓中间的口头语。这话说得确切，通观人类历史的进程，无论何年何代，饮食第一的位置始终是无法改变的。人类要生存、要繁衍、要昌盛，首先要解决的就是吃喝的问题。中华文明始祖燧人氏发明钻木取火，围绕的是“吃喝”，旨在提高饮食的质量；伏羲氏倡导结网捕鱼，围绕的也是“吃喝”，旨在丰富饮食的营养；神农氏亲身尝百草，围绕的还是“吃喝”，旨在改变饮食的结构。厨祖伊尹，有扎实的烹饪实践和理论研究，并将之与医药、治国理念联系在一起，成为从古至今被人敬仰的智者、贤者。

“民以食为天”的理念，除广泛的社会学意义外，在生命科学领域内也得到了深刻的阐释：由中医学祖本《黄帝内经》提出的“法于阴阳，和于术数，食饮有节，起居有常，不妄作劳，故能形与神俱，而尽终其天年，度百岁乃去”（《素问·上古天真论》）的生存法则中，第一条实质性要求就是“食饮有节”。后世医家在论述食物与药物的关系中，也多有类似的观点，如宋代陈直在《养老寿亲书》中提出的“善养病者，不如善慎疾；善治药者，不如善治食”、金元医家张子和在《儒门事亲》中提出的“养生当论食补，治病当论药攻”等，都是明证。国外的医家们也有相近的说法，如西方医学之父希波克拉底就曾经留下过“要让食物变成你的药物，而不要让药物变成你的食物”的著名格言。

同吃喝无法避免的道理一样，疾病同样是人类无法避免的现象，因此，人们在强调“民以食为天”理念的同时，也提出了“病以药为治”的理论。聪明睿智的老祖先们，将一些食物具有的防治疾病的作用和一些药物具有的食用营养作用捆绑在一起，发明了既可解决温饱问题，为生命汲取能量；又可解决疾病问题，为机体提供健康保障的双重交叉用法，这就是“药食同源”。它拓展了食物和药物原有的局限性功能、创造出“药食通用”的多元化功能模式，成为中医药学独有的特色。

因于此，历代医药学家、养生学家根据“药食同源”的理念，倡导在饮食养生中体现药物养生者比比皆是，形成了诸多行之有效的经验、撰写出不少传世流芳的著述，为后世医药学发展提供了启迪和借鉴。河南省中医院治未病中心的吕沛宛教授，长期工作在防病治病的第一线，有成功的传播中医药文化、普及中医药知识的经历，是近年来国内“药食同源”理念的积极践行者之一。她和她的团队依据国家卫健委公布的《既是食品又是药品的物品名单》，在强调方向求准、文化求本、学术求真、表述求亲的原则下，甄选出符合中医“药食同源”理论、配伍合理、操作简单可行的食养方法，编写成《药食同源疗百病》一书，对传承和创新中医“药食同源”理论、普及人民群众健康养生知识、推进健康中国建设和提高人民健康素养，无疑是有意义的好事，值得褒奖。

如何读懂、用好这本书？窃以为，以下三个方面的问题是必须要弄明白的：

第一，要解决好“药食同源”即中药与食物的关系。凡是符合药食两用标准的材料，虽然都具有药和食的双重作用，但其侧重点是不同的，放在不同的位置其用途也是有差异的。对此,《黄帝内经太素》说得明白:“空腹则为食，患病则为药。”也就是说，作食，体现的是它的营养，主要作用是把肚子填饱，这就是平时说的“食养”；作药，体现的是它的药效，主要作用是用于疾病防治，也就是平时说的“食疗”。譬如药食两用的植物芹菜，若以蔬菜论，利用的主要是它的食性（性味、口感、营养成分等），普通人都可以适当食用；若把它作为降压的药物，那就要按照药物的要求（包括适应证、用法、用量、使用频率等）考虑了，而且要根据患者的病情，准确定位其担纲主角还是配角的位置。很显然，在重症高血压病人面前，利用芹菜降压的前提是“不停药”，而不是盲目“以食代药”。

第二，要了解食物选择与机体需求的关系，处理好生活中饮食物的合理调节和正常安排。要知道，任何食物和药物都不可能是包治百病的，人们对它们的需求不存在唯一性和“最好”“最坏”之分，是可以在一定条件下实行自主选择、多项选择的。不分青红皂白让全民都去吃某种食物、让所有的病人都去用某种药物是不科学的，是脱离中国国情、中国人的生活习惯和中医基本思想的。一些养生宣传，一会儿说吃肉好，一会儿说吃素好，张三说红薯是最好的食物，李四说西红柿是最佳的选择，同一个问题给出若干种说法，弄得老百姓无所适从，不知道究竟该听谁的了。把简单的问题说繁了、说杂了、说乱了，不是中医养生的理念。中医的饮食金字塔是“五谷为养，五果为助，五畜为益，五菜为充，气味合而服之，以补精益气。”（《素问・脏气法时论》）其核心是一个“合”字，就是不挑食、不偏食、不嗜食的全面饮食、综合性饮食。

第三，要了解食物寒热属性与身体健康及疾病发生的关系，掌握按照体质状况和疾病的性质选取食物的基本方法，按通常的说法就是要“辨证施吃”。譬如人参是传统的名药，但绝不能乱用、滥用：有气虚症状的人用了，立时容光焕发、神气来复，效果不错，证明用对了；气盛火大的人用了，可能会出现牙痛、流鼻血、脸上长包、痔疮下血等症状，说明是不对症的。不谙食物寒、热、温、凉的属性，只以口感、味道、爱好来选择，或心血来潮，一味求补，势必会弄出毛病来。养生与进补不能画等号，身体需要补的，补就是养生；需要泻的，泻也是养生。“因人因时因地”确定个性化的养生方法，是中医不变的法宝。

概言之，“药食同源”是符合人们生活实际、生活状态的一种积极有效的健康生活理念，是实现中医“治未病”目标的一种基础方法、基本手段。按照中医“养生，就是要建立一个适合于每个人自己的良好的生活习惯”的界定，普及“药食同源”理念，正是从正常生活开始对受众普及养生科学的必修课。同时，也是推进中医传统药膳进步、促进健康产业发展的切入点和突破口，应当积极推广和组织实施。《药食同源疗百病》一书的初衷，正是朝着这目标努力的，相信在作者和读者的一起努力下，一定能把这项工作提高到一个新的高度。

是书付梓之际，写上这些话，算是对作者盛情之约的回应，且充以为序吧。

温长路

2021年12月于北京

（作者系国家中医药管理局中医药文化建设与科学普及专家委员会委员、中国科协全国首席科学传播专家、中华中医药学会学术顾问）

自序

2017年中央一号文件，《中共中央、国务院关于深入推进农业供给侧结构性改革，加快培育农业农村发展新动能的若干意见》提出："加强新食品原料、药食同源食品开发和应用"，这一意见进一步促进了药食同源的相关研究。

药食同源是人们对药食关系及其应用的总结。食物和药物一样，具有四气五味、归经和升降浮沉。《素问·脏气法时论》曰："五谷为养，五果为助，五畜为益，五菜为充，气味合而服之，以补精益气"，为后世的药食同源奠定了理论基础。中医鼻祖伊尹，创制汤剂，也和他擅长运用四气五味烹调关系密切。俞慎初在《中国医学简史》一书中写道："医药学的最初萌芽就是孕生于原始人类的饮食生活之中的，这应当说是人类医药学发生和发展的一般规律。"

如何在中医理论的指导下应用食物来保健强身、预防和治疗疾病、促进机体康复以及延缓衰老，简单方便、科学规范地为老百姓普及药食同源食品，让老百姓吃好用好，对于提高人体健康素质和预防保健有着重要的意义。本书依据国家卫生健康委公布的《既是食品又是药品的物品名单》进行编写，强调专业性和通俗性结合，将每味食品分别从概述、性味功效、药食养生、注意事项四个部分进行叙述。其中药食养生部分，甄选出符合中医药食同源理论、配伍合理、操作简单可行的食养方法，并加以按语，阐明其养生理论依据。力求让读者一看就明，一听就懂，一学就会，一用就灵。也应注意食养亦须根据个人体质不同，有宜忌取舍，不可泛泛而谈。全书亦雅亦俗，易学便用。以期能帮助读者根据自身情况正确运用食膳治未病，不生病，少生病。

需要说明的是：在本书“服法用量”指导上，用量指的是一日成人用量，儿童用量应根据年龄体重大小适当减量。有些食疗方药材量大，为了尊重原作者，食材配伍量未作更改，但具体食用时仍以本书“服法用量”作指导。当身体不适，食膳三日未改善者，请及时就医。

有人说“一部河南史，半部中国史”，河南中医药文化历史悠久，光辉灿烂。本书在编写过程中，河南省卫健委中医处和河南省中医院领导高度重视，反复要求：“文化作品要以满足人民群众对中医药的健康需求为出发点和落脚点，一定要写得让百姓喜欢看、看得懂、学得会，有参与感，这样才是好作品。”

中医药是中华文明的瑰宝，在中国港澳台地区有着深厚的文化认同和广泛的群众基础。长期以来，中华（澳门）发展合作促进会、中华（澳门）文化交流协会与河南中医药大学、河南省中医院共同推进豫澳中医药事业发展，多次举办豫澳中医药合作交流活动，科学普及中医药在疾病预防、治疗、康复等方面的独特优势，积极促进中医药在澳门的发展，树立文化自信。本书得以顺利出版，离不开中华（澳门）发展合作促进会、澳门森利集团梁树森先生的大力支持，在编写过程中，多次得到澳门中华文化交流协会李沛霖先生、河南中医药大学中医养生学科带头人侯江红教授的指导，在此一并致谢。本书部分图片由河南中医药大学药学院陈随清院长提供，校稿过程中得到了河南省中医院药学部黄小敏副主任药师斧正。在此也一同致谢。

感谢国家中医药管理局中医药文化建设与科学普及专家委员会委员、中国科协全国首席科学传播专家、中华中医药学会学术顾问温长路教授欣然为本书作序。

吾生有涯，而知无涯，中医学和中国食膳博大精深，编写过程中纰漏难免，敬请同道和读者友善指出，不胜感激。

本书引用书目除“概述、性味功效”外，其余一并列入正文，再次向中国历代圣贤和后世作者辑首以谢。

编者

2021 年 12 月

目录

第一章 寒性药食

第二章 凉性药食

第三章 平性药食

第一章　寒性药食

马齿苋

天然抗生素

马齿苋最早载于《本草经集注》，是一种常见的野菜。其为马齿苋科植物马齿苋的干燥地上部分，民间多称之为“长寿菜”“长命菜”，是因为它能抑制胆固醇和甘油三酯的生成，对心血管有保护作用。还有人称之为“马蜂菜”，是因为马齿苋是一味天然的消炎良药，对马蜂蜇伤有治疗作用，被称为“天然抗生素”。

《中医中药轶事珍闻》载：马齿苋起源于印度，《本草纲目》中所记载的九头狮子草就是马齿苋。几个世纪以来，马齿苋被传播到世界各地，多数都是以野生植物的形式生长。现代药理学研究认为，马齿苋富含蛋白质、胡萝卜素、各种维生素及多种氨基酸，有很好的抗菌作用，对糖尿病也有一定的治疗作用。

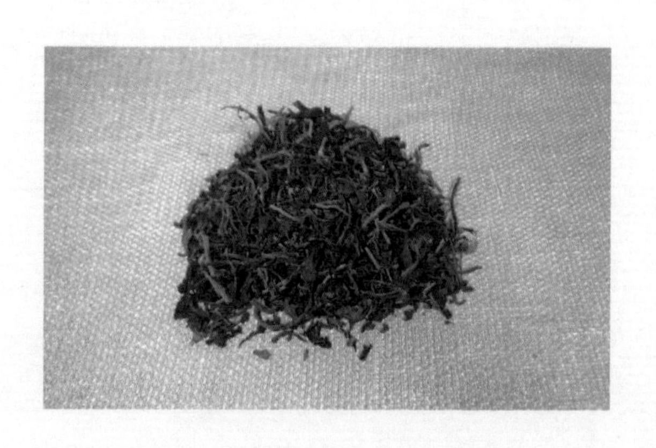

性味
功效

马齿苋，味酸，性寒，入胃、大肠经。其主要的功能是清热解毒，凉血止痢。现代医学称炎症有四个特点：红、肿、热、痛，这个特点类似于中医热毒证。马齿苋的抗炎作用，即它的清热、解毒、凉血、止痢作用。实验研究马齿苋提取物对于痢疾杆菌有显著的抑制作用，对大肠杆菌、伤寒杆菌等细菌也均有一定抑制作用。另外，本品含有丰富的维生素 A 类物质，能促进上皮细胞的生理功能趋于正常、促进溃疡的愈合，因此善于治疗热毒痢疾。

药食
养生

1. 湿热痢疾：马齿苋瘦肉粥（《中药材百科》）

配方 大米 200g，马齿苋 30g，肉末 40g，盐、鸡粉各 1g。

制法 砂锅注水，倒入大米，煮 30 分钟，加入肉末，继续蒸煮 10 分钟至食材熟透，加入马齿苋，放入盐、鸡粉，再煮 5 分钟至入味，关火后盛出粥装碗即可食用。

服法 湿热痢疾时，上粥为一日餐量，不时温服。

效用 本品清热凉血，解毒消肿。适用于湿热毒邪引起的腹痛、痢疾、便血、泄泻等疾病。

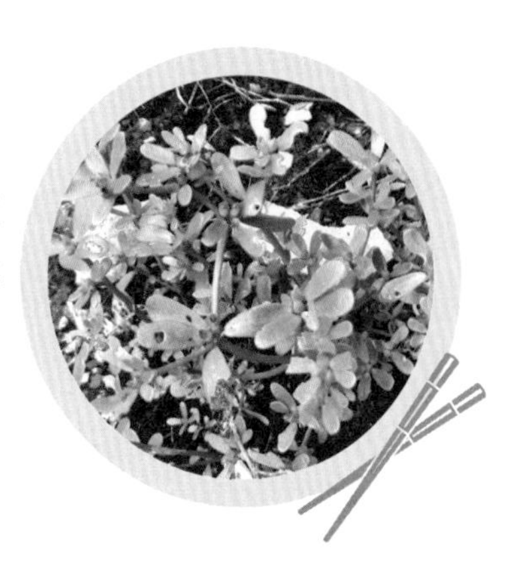

养生指导 马齿苋为方中主药，清热解毒，凉血止痢；大米、肉

末补益脾胃，养阴生津，防止过服清热药损伤中焦脾胃。三药相合，清热而不伤中，可清下焦湿热而止痢、凉血散瘀而止痛，痢疾引起的里急后重、肛门灼热、小便短赤、腹部疼痛、泻下量多者可服用。

2. 湿热泄泻：马齿苋薏苡仁粥（《常见中药功效与家庭种植技巧》）

配方 马齿苋 50g，薏苡仁 50g，粳米 100g。

制法 先将马齿苋水煎取汁，薏苡仁、粳米淘洗干净后入锅煮粥，待粥浓稠时加入适量白糖调味即可食用。

服法 将上粥分二等份，早餐、晚餐时食用。

效用 本品清热利湿，健脾和胃。适用于脾虚泄泻、痛风、水肿、面部痤疮等疾病。

养生指导 马齿苋善于解热毒；薏苡仁清热利湿，除痹排脓；粳米补益脾胃。脾虚不能运化水湿，湿邪停聚体内，聚于中焦则脾虚泄泻，聚于四肢则发为水肿，聚于头面部酿毒，则发痤疮。三药相合，清热利湿排脓，对于湿热之邪引起的泄泻、腹痛、痤疮、痢疾均有疗效。

3. 湿热下痢、腹痛：马齿苋羹（《寿世青编》）

配方 马齿苋 100g。

制法 煮熟后用豆瓣酱或姜、醋调匀即可食用。

服法 下痢时佐餐用。

效用 本品可清热、凉血、止痢。适用于湿热引起的腹部疼痛、下痢红白相间或水谷不化等证。

养生指导 本品单用一味马齿苋，制作简便，善于疗湿热毒邪引起的痢疾。但本药酸、寒，过服可损伤中气，脾胃虚弱，常有腹胀、便溏、纳食欠佳之人不可多食。

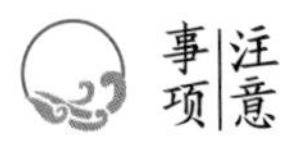

注意事项

1. 脾胃虚寒者慎用。

2. 不宜与甲鱼同食：马齿苋性寒滑利，食用过多容易消化不良，而甲鱼则属于高蛋白的凉性补品，容易加重肠胃的负担，两者如果同时食用更容易引起肠胃的消化不良。

3. 孕妇忌用，食之易造成滑胎。

昆布

含碘冠军

昆布始载于魏《吴普本草》，原名纶布，《名医别录》始以“昆布”为本药正名收载之，一直延用至今。昆布又称“海带”“纶布”“鹅掌菜”“长寿菜”“江白菜”，历代中医本草均有收载，为一种应用广泛的中药。本品为海带科植物海带或翅藻科植物昆布、裙带菜的叶状体，夏秋时由海中捞出，拣去杂质，用水漂净，切成宽丝，晾干即可。昆布干燥全体呈绿褐色或黑褐色，表面附有白霜，质厚，有腥气，味咸，有“海上之蔬菜”“含碘冠军”的美誉。昆布作为重要的海味蔬菜，从营养价值来看，的确是保健长寿佳品。本品以整齐、质厚、无杂质者为佳。

有关昆布的功效，还有一则民间小故事：古代有一渔夫，因妻子第一胎生产后肚子疼痛厉害，孩子没奶吃，花了很多钱总算是保住了性命。二胎时渔夫非常焦虑，愁眉不展，某天

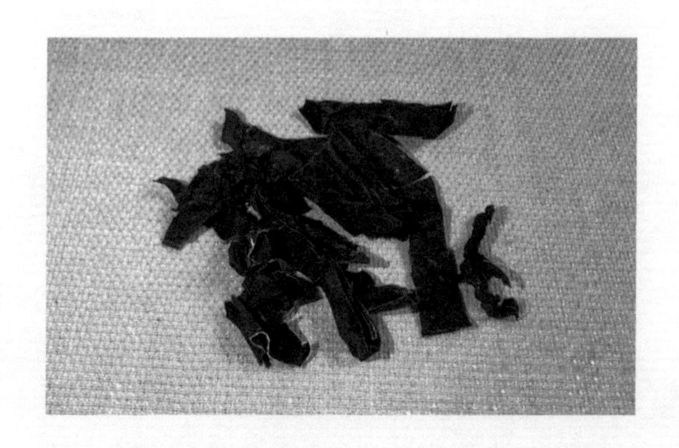

打鱼时观察到鲸鱼产下一条小鲸鱼，生下小鲸鱼后，大鲸鱼立即游到浅滩，大口大口吞食昆布，吃了一阵了像是吃饱了，此时渔夫惊奇地发现鲸鱼尾部流出一团一团的黑红色恶血，之后小鲸鱼贴到大鲸鱼身上吃到了奶，渔夫由此得之食用昆布有助于排出恶血。(《学中药讲故事》)

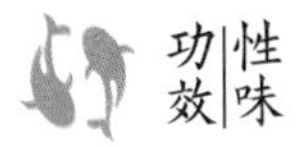

昆布味咸，性寒，归肝、胃、肾经，其主要功能是消痰、软坚散结、利水消肿，主用于瘿瘤、瘰疬、睾丸肿痛、痰饮水肿。昆布有“含碘冠军”的美誉，具有抑制甲状腺功能亢进、增强人体机能的免疫功能、抗肿瘤、抗辐射等作用。据古代医书《本草经疏》记载，昆布咸能软坚，其性润下，寒能除热散结，故主十二种水肿、瘿瘤聚结气、瘘疮。当遇瘰疬、痰结时所用的“消瘰丸”，在配方中就有昆布，以软坚散结。昆布是一种非常常用的中药材，在临床当中常用来治疗一些瘿瘤、瘰疬、睾丸肿痛、痰饮水肿等疾病。

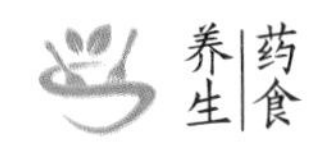

1. 高血压、高血脂：海带决明汤（《一味中药降血压》）

配方 海带 30g，决明子 15g。

制法 将海带洗净，浸泡 2 小时，连汤放入砂锅，再加入决明子，煎 1 小时即可。

服法 温服，饭前饭后半小时均可，日进1剂，早、晚各服药一次。

效用 本品可清肝明目，降压降脂。血压不太高者，每日 1 剂，病重者可每日 2 剂。

养生指导 海带为水中之品，可以利水泄热，软坚化痰；决明子能够利五脏，除肝热，利水，通便。两者合用，共奏清肝、化痰、软坚散结之效，可预防高血压，同时又可降脂。

2. 气噎不下：昆布汤（《太平圣惠方》）

配方 昆布2两（洗去咸味），小麦2合。

制法 水煎服即可。

服法 温服，饭前饭后半小时均可，日进一剂，早、晚各服药一次。

效用 软坚散结，宽胸开胃。胸中气噎不下食，喉中如有肉块。

养生指导 昆布软坚散结、消痰、调畅气机，可以缓解咽喉部之如肉堵塞，胸中气机不畅，饮食难下的症状；小麦疏达，可通达肝经，使气机调和，诸症自消。

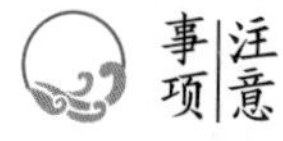

1. 脾胃虚寒蕴湿者慎服。

2. 因碘能溶解结核组织，故结核病人慎用。

3. 昆布中含有丰富的铁，吃了昆布后马上喝茶或者吃水果会阻碍铁的吸收，所以不建议昆布和茶或者水果一起食用。

4. 甲亢、孕妇、乳母不建议食用昆布。昆布中含有丰富的碘，会加重甲亢病人的病情。昆布中的碘会随着血液循环进入胎儿或者婴儿体内，可能会引起甲状腺功能障碍。

淡竹叶

泻火利尿

“淡竹叶”一名始载于梁代《名医别录》，但在明代《滇南本草》之前记载的淡竹叶均来源于禾本科竹亚科植物淡竹的叶，《滇南本草》之后记载的淡竹叶来源于禾本科禾亚科淡竹叶，由此可见，现今用的淡竹叶始载于《滇南本草》。

淡竹叶为禾本科植物淡竹叶的全草，叶青绿色或黄绿色，茎呈枯黄色。中医理论认为其作用为清热泻火，除烦止渴，利尿通淋，用于热病烦渴、小便短赤涩痛、口舌生疮。本品因有除烦止渴之效又有“竹叶麦冬”“野麦冬”之称。

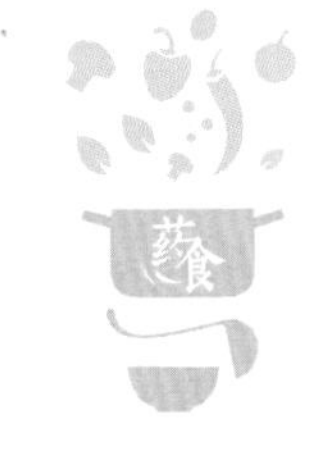

淡竹叶：植株高度偏矮一些，底下根部呈现纺锤形状，稀疏分布生长。其体轻，质柔韧，气微，味淡，清热利尿功效显著。

竹叶：又叫作“竹叶门冬青”“迷身草”等，个头偏高一些，竿里面中空，节比较明显。其质脆而富弹性，气微，味淡，以清心、胃之热见长。

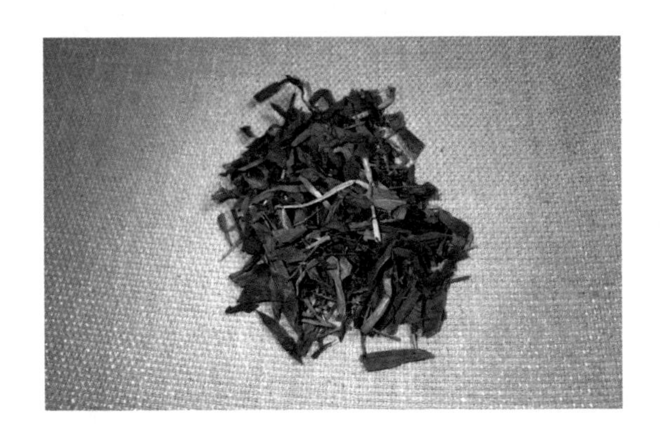

淡竹叶在名著中的记载与传说如下：

1.《本草纲目》曰："淡竹叶，处处原野有之。春生苗高数寸，细茎绿叶，俨如竹米落地所生细竹之茎叶，其根一窠数十须，须上结子，与麦门冬一样，但坚硬尔。随时采之。八、九月抽茎，结小长穗。人采其根苗，捣汁和米作酒曲，其芳烈。"

2.相传建安十九年，曹操独揽大权，在朝中威势日盛，此时刘备已取得了汉中，羽翼渐丰，在诸葛亮的建议下，发兵声讨曹操。先锋即是张飞与马超，二人兵分二路，其中张飞一路兵马到巴西城后，即与曹操派来的大将张郃相遇。张郃智勇双全，筑寨拒敌。猛张飞急攻不下后，便指使军士在阵前骂阵。张郃不理，在山寨上多置擂木炮石，坚守不战，并大吹大擂饮酒，直气得张飞七窍生烟，口舌生疮，众兵士也多因骂阵而热病烦渴。诸葛亮闻知后，便派人送来了50瓮佳酿，并嘱咐张飞依计而行。酒抬到了阵前，张飞吩咐军士们席地而坐，打开酒瓮大碗饮酒，自己更是把瓮大饮。有细作报上山寨，张郃登高一看，果然如此，恶狠狠地骂道："张飞欺我太甚！"传令当夜下山劫寨，结果遭到惨败。原来张飞使的是一条"诱敌之计"，他们白天在阵前喝的不是什么"佳酿美酒"，而是孔明遣人送来的一种中药汤，即淡竹叶汤，既能诱张郃上当，又能为张飞和众军士们解火治病。

性味功效

淡竹叶，味甘、淡，性寒，归心、胃、小肠经，其主要功能是清热泻火，除烦，利尿，主要用于热病烦渴，口疮尿赤，热淋涩痛。淡竹叶以利尿为主，利尿是指淡竹叶能够增加尿中氯化钠的排泄量，促进尿盐从尿液中排出。淡竹叶还有解热作用，据古代医书《本草纲目》记载，凡是心烦不得眠、口舌生疮、小便短赤涩痛、舌尖红出现心火偏盛时，均可考虑运用淡竹叶。

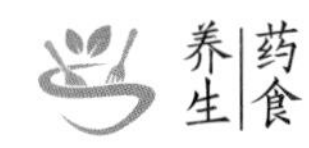

1. 小儿心脏风热：淡竹叶粥（《太平圣惠方》）

配方 淡竹叶1把，粳米20g，茵陈25g。

制法 上以水400mL，煎2味，取汁200mL，去滓，投米作粥食之。

服法 温服，饭前饭后半小时均可，日进一剂，早、晚各服药一次。

效用 清心除烦，泻热利湿。用治小儿心脏风热，精神恍惚。

养生指导 小儿因发育迅速，心火易动，因此有“心常有余”之特点，心火偏盛，则津液容易缺乏，神志也易错乱，而见精神恍惚，淡竹叶、茵陈均属于微寒之药，可通过利尿解除心烦，生津液。脾胃为后天之本，主运化水谷和输布精微物质，小儿发育较为迅速，营养需求量较大，而脾胃发育尚未健全，故小儿有“脾常不足”特点，故加上粳米熬粥，不仅养胃健脾，也可增强利尿作用。

2. 带状疱疹：竹叶茶油（《医疗保健汤茶谱》）

配方 竹叶、茶油各适量。

制法 竹叶烧灰，调茶油涂患处。

用法 外用，早、中、晚各服药一次，也可随时使用。

效用 清热解毒。适用于带状疱疹。

养生指导 茶油中含有茶多酚，能够起到消炎杀菌作用，竹叶烧灰可起到祛腐生新之效，两者结合外用，既可杀毒，又可生新，简单方便，易于操作。

3. 失眠、声哑：淡竹叶酒（《本草纲目》）

配方 鲜淡竹叶 1000g，糯米 3000g，酒曲适量。

制法 将竹叶加水煎，用纱布滤取药汁；将糯米煮半熟后沥干，与药汁混匀，再将糯米蒸熟，待凉拌入酒曲，装入瓦坛内保温发酵，味甜即成。

服法 温服，饭前饭后半小时均可，每日 2~3 次，每次 15~30mL。

效用 清心畅意。适用于时有烦躁兼有口渴舌干、声音嘶哑、咽干不适者。

养生指导《药品化义》曾解析淡竹叶的性能说："竹叶清香透心，微苦凉热，气味俱清。《经》曰，治温以清，专清心气，味淡利窍，使心经热血分解。主治暑热消渴、胸中热痰、伤寒虚烦、咳逆喘促，皆用为良剂也。"竹叶酿酒，虽然较煎剂的治疗作用有所减弱，但在保健方面有良好的功效。常饮竹叶酒，可使人精神清爽、身心愉快，免除烦渴尿赤、失眠、口舌生疮、声音嘶哑之苦。本方可谓未病先防、养生保健之佳品。

注意事项

1. 无实火、湿热者慎服，体虚有寒或孕妇忌服。

2. 肾亏尿频患者不适合服用。

3. 淡竹叶中所含有的纤维比较粗，在进入肠胃之后并不容易被消化，所以建议肠胃比较弱的患者最好不要服用。

淡豆豉

解表除烦

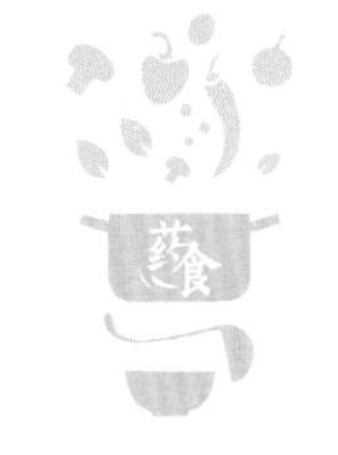

淡豆豉，最早出自《名医别录》，又称“香豉”“豆豉”，为豆科植物大豆的成熟种子经蒸腌加工而成，清代众多本草即用淡豆豉为正名。淡豆豉制法不同，则性味有异。用青蒿、桑叶发酵者偏寒，用于治疗外感风热之证；用麻黄、苏叶发酵者偏温，用于治疗外感风寒之证。现代有人容易把淡豆豉和豆豉混淆，因为两者比较相似，那么到底这两种食物之间的区别有哪些呢?

豆豉：只是一种食物，可以用来调味。

淡豆豉：是一剂良药，不论是风寒还是风热均可用淡豆豉治疗，它能够解除感冒引起的心烦症状。治疗风热感冒的银翘散里面就用到了淡豆豉，有发热、头痛、咽痛、咳黄痰等症状者可用银翘散治疗。有理中焦、健脾胃、解表的作用。

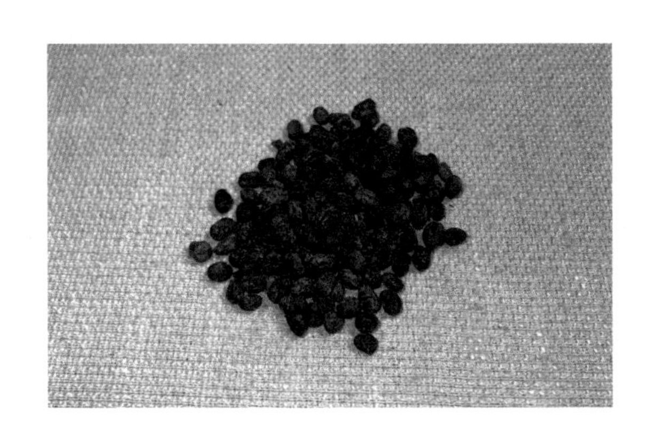

淡豆豉的经书记载与传说如下：

1. 缪仲淳《本草经疏》说："豉，惟江右淡者治病。经云：'味苦寒无毒'，然详其用，气应微温。盖黑豆性本寒，得蒸晒之气必温，非苦温则不能发汗、开腠理，治伤寒头痛、寒热及瘴气恶毒也。"

2.《本草汇言》："淡豆豉，治天行时疾，疫疠瘟瘴之药也。"

3. 传说很久很久以前，罗定有一位财主特别喜爱煮黄豆吃，每天都要煮上一锅。有一次，煮好豆后，一家人突然都因急事外出，几天后才回来。回家后，财主第一件事就想起了那锅煮好的黄豆，岂料揭开锅盖，锅里的豆已长满一层白毛。财主看到连连搓手说："可惜，可惜。"老婆却毫不介意，骂他："有什么好可惜的，不就是一锅臭豆？值不了两文钱，扔了算啦。"财主还是有点可惜，碰巧有一位乞丐来行乞，财主一看大喜，不如把生了白毛的黄豆施舍给乞丐，既得了乐善好施的名声，一锅豆又不用扔掉，便将长满了长毛的黄豆全部给了这位乞丐。乞丐看到财主突然施舍了一锅煮熟的豆给自己，虽然隔了几天颜色有点怪怪的，但可以几天不用饿肚皮了，便将豆洗干净，并晾晒干后，加盐用一个瓦罐装好并盖严备用。正好那几天附近举办蘸会（庙会），一连几天，乞丐乞讨到不少饭菜，顾不上吃这些煮豆。庙会结束后，他打开缸盖，顿觉一阵芳香扑鼻，熟豆变成了有香味的豆，豆的底下还有一层乌黑的油，味道还挺鲜美。他拿了这些淡豆豉到财主的厨师那里，叫他尝一尝味道，故意问他："大师傅，你知道这些东西是什么？"厨师抓了一把放在口中嚼了嚼后觉得味道不错，就用这些淡豆豉配了几道菜。财主吃过后，连连称赞，于是留乞丐在他家做长工，专门制作淡豆豉。财主问乞丐这些是什么东西，乞丐想起财主故意把变霉的豆施舍给自己吃，心里有点气，故意说，这是豆屎。乞丐本来缺牙说话发音不清，再加上“屎”与“豉”的发音本来就相似，厨师一听乞丐说是“豆豉”，名称不错，连连点头:“豆豉，好！好！”后来这位乞丐在财主家干了几年，积了点钱，自己办了个淡豆豉作坊，专门制作淡豆豉。

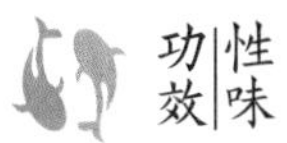

淡豆豉，味苦，性寒，归肺、胃经，主要功能是解表除烦，宣发郁热，用于治疗伤寒热病、寒热、头痛、烦躁、胸闷。淡豆豉有解表除烦之功，为治疗邪热内陷胸中的常用药，是《伤寒论》中的千古名方“栀子豉汤”的主要组成药物。现代药理研究表明淡豆豉具有抗凝血的作用，可促进胃肠消化，有利于畅通中焦气机。

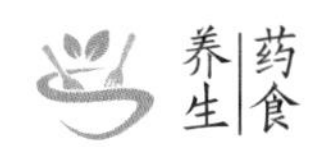

1. 心烦不眠：栀子豉汤（《普济方》）

配方 栀子 10 枚，豆豉 40g。

制法 上二味，以水 1000mL，先煮栀子，得汤约 700mL，内豉，煮取约 300mL，去滓。

服法 分为二服，温进一服，服后若吐者，停服。

效用 清热除烦助眠。

养生指导 栀子清心胸郁热以除烦，淡豆豉辛凉宣散，透邪畅中，宣郁解毒，宣通中上焦气机。本方主治热郁胸膈，心烦意乱，心中烦恼，翻来覆去不得眠，舌红苔微黄，脉数者。

2. 风寒感冒：豆豉姜葱粥（《上海中医药报》2013 年 11 期）

配方 豆豉 20g，生姜 15g，鲜葱白 3 根，大米适量。

制法 先熬煮大米粥，熬好后备用。将淡豆豉压烂，生姜切细丝，葱白切碎，三者一起放进白粥中，再加适量食盐调味，拌匀即可食用。

服法 趁热食用。喝完粥后，盖被子平卧，微微出汗最佳。

效用 发汗解表，疏散风寒。

养生指导 豆豉既是中药又是食物，此方药食同源，豆豉透邪解表，生姜葱白散寒通阳，米粥顾护胃气。该药粥具有发汗解表、散寒祛邪之功效，适用于外感风寒，症见恶寒发热、流清涕者，且制作简单，效果显著。

3. 烧伤、外伤：豆豉膏（《鸡峰普济方》）

配方 豆豉不以多少。

制法 上为细末，油调，涂疮上。

服法 外用，日三次或随时使用。

效用 解毒，消炎，杀菌。适用于灸疮、烧伤肿痛者。

养生指导 豆豉甘平，现代药理研究发现其具有杀菌之效，加上香油容易吸附于皮肤表面，同时也具有解毒、杀菌之效，两者配伍，可治烧伤、外伤等。

注意事项

1. 因能退乳，哺乳期妇女不不宜使用。
2. 虚寒证者忌食。

菊花

清热明目

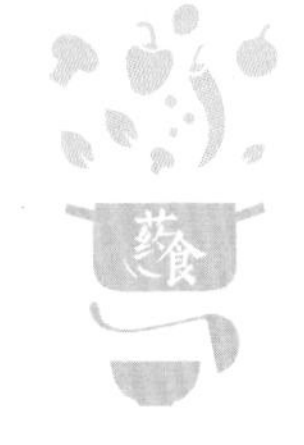

菊花以鞠华之名始载于《神农本草经》，列为上品，又称为节华。

《本草纲目》将菊花分为白菊、普通菊、野菊三种。我国大部分地区有栽培，一般在霜降前花正盛开时采收。自古便有人认为，菊花“服之者长寿，食之者通神”“久服利血气，轻身，耐老，延年”，故而菊花被誉为“长寿花”“延龄客”。本品以花朵完整、颜色鲜艳、气清香、无杂质者为佳。因产地及加工方法不同，逐渐形成了不同的药物如白菊、滁菊、贡菊、杭菊。

白菊：割取花枝扎成小把，倒挂阴干，摘取花序。

滁菊：摘取花序，硫黄熏过后晒至六成干，用筛子筛成球状，晒干。

贡菊：摘取花序，烘干。

杭菊：又有杭白菊与杭黄菊之分，前者又称白茶菊，后者又称黄甘菊，均产于浙江桐乡

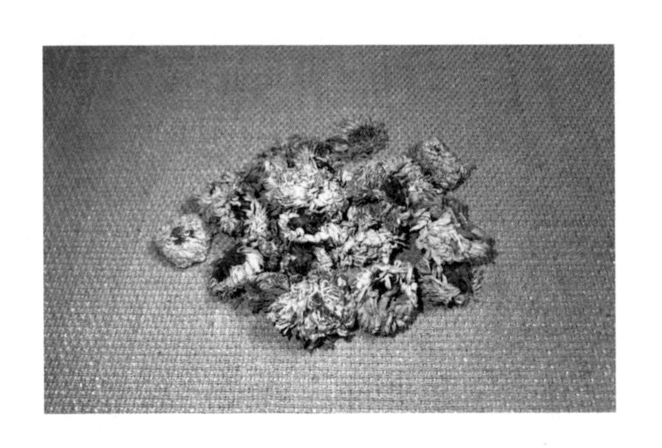

等地。杭白菊摘取花序，蒸后晒干；杭黄菊摘取花序，用炭火烘干。

菊花的古代记载与传说，如下：

据文学史记载，赵师秀写诗以清新流畅、颇富情趣见长。这年春日，赵师秀独自踏青逐胜，陶醉在万紫千红的春意之中，不禁对景吟诗，抒发豪情，自以为得一佳句，只因未有笔墨，不能挥毫。遗憾的是，回到家中，却把那句忘了个一干二净。从此，赵师秀心中总是怏怏不乐。起初只感昏眩、恶心，随后又头胀耳鸣，情绪不稳，一病数月，总不见好转。时值新秋，有个老道士化缘至此，诗友们便请他为赵师秀诊治。老道士即行四诊，只见赵师秀有口渴之感，面潮红，脉弦，舌苔薄黄，便道："赵公子平时阳盛，肝阳上亢，上冒颠顶，故发眩晕，并见耳鸣头胀；阳上则面潮红，火动则扰乱心神，口苦舌红均为火旺之证，脉弦乃阳亢之象：加之忧思佳句成疾，便显得急躁易怒，少寝多梦，此乃风眩之证也。"随即开一处方：菊花暴干，作末，于米饭中，蒸作酒服。赵师秀照方服用，疗效甚佳。病愈后，赵师秀与师友、老道士漫步池上，面对菊花，深沉慨叹，便留下了这首《池上》：

朝来行药向秋池，池上秋深病不知。

一树木犀供夜雨，清香移在菊花枝。

性味功效

菊花：味苦、甘，性微寒，归肺、肝经，其主要功能是疏散风热，平肝潜阳，清肝明目，清热解毒，主治风热感冒、头痛眩晕、目赤肿痛、眼目昏花、疮痈肿毒。据现代药理研究表明：菊花煎剂有广泛的抑菌作用，对革兰氏阳性细菌、人型结核杆菌、常见皮肤致病性真菌均有抑制作用，并能抑制毛细血管的通透性而发挥抗炎作用，此外菊花还具有明显的扩张冠脉及增加冠脉血流量的作用。

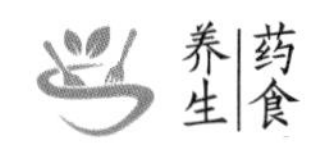

1. 三高症：菊花山楂茶（《民间方》）

配方 菊花、生山楂各 15~20g。

制法 水煎或开水冲浸。

服法 温服，饭前饭后半小时均可，每日 2~3 次。

效用 健脾，消食，清热，活血，行瘀。适用于冠心病、高血压、高脂血症。

养生指导 本品中菊花具有清肝明目、疏散风热的作用，山楂能够健脾消食，行气活血散瘀，既能用于肝阳上亢引起的眩晕，又可用于气血瘀滞引起的心悸、胸痹等。

2. 延年益寿：菊花延年酒（《太平圣惠方》）

配方 菊花 250g，生地黄 250g，枸杞子 150g，糯米 250g，细曲适量。

制法 上三味，捣碎，用水 5L，煮取汁 2.5L，炊糯米 250g，细曲碎，拌匀，入瓮密封，候熟澄清。

服法 温服，饭前饭后半小时均可，每次温饮一盏，每日共三杯。

效用 强壮筋骨，补益精髓，延年益寿。

养生指导 本方中菊花具有疏散风热、平肝潜阳、清肝明目之效，生地黄滋阴生津，枸杞子滋补肝肾、益精明目养血。三药合用可以疏散风热，平肝明目，调和血脉，延年益寿。治疗眼目昏花、头痛眩晕、目赤肿痛等。

3. 高血压、目赤、耳鸣：菊花粥（《老老恒言》）

配方 菊花（去蒂，晒干，磨粉）。

制法 煮粥，和入上药10g。

服法 温服，日三次。

效用 散风热，清肝火，降血压。

养生指导 本方可谓养生保健之简方，简易、方便，可以防治风热头痛、肝火目赤、眩晕耳鸣，有提神醒脑的效果。可供早晚餐温热服食，尤以夏季食用为好，但平素脾虚便溏的老人应忌服。

4. 高血压、高血脂：菊苗粥（《遵生八笺》）

配方 甘菊新鲜嫩芽或幼苗，北粳米各50g，冰糖适量。

制法 将菊苗洗净切细，煎水取汁，约100g，入北粳米、冰糖，再加水400g，煮成稀薄粥。

服法 温服，饭前饭后半小时均可，日三次。

效用 清肝明目，平肝潜阳。适用于高血压、高脂血症。

养生指导 菊花具有平肝潜阳、清肝明目之效，北粳米具有健脾疏肝、明目活血的作用，两药结合，共奏清肝明目、平肝潜阳之效，但要注意脾胃虚寒、慢性腹泻者不宜服。

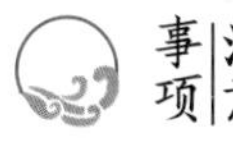

注意事项

1. 气虚胃寒，食少泄泻者慎用或少用。

2. 阳虚或头痛恶寒者忌用。

3. 菊叶有一定的毒性，直接服用其生的叶梗或皮肤接触后可能会引起瘙痒、肿痛、咽痛等症状。

4. 高血压病患者按中医辨证可有多种证型，属于阴虚阳亢型者用菊花最好。属于阴阳两虚型、痰湿型或血瘀型者则不宜用寒凉的菊花。

代代花

理气和胃

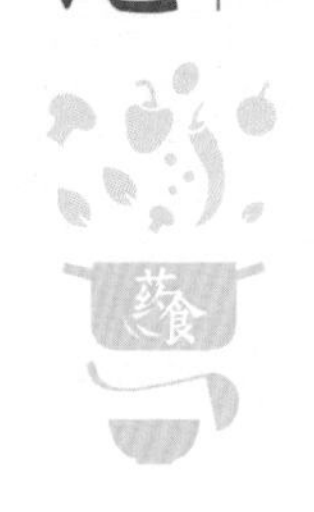

代代花始载于《开宝本草》，为云香科植物代代花的花蕾，又名回青橙、玳玳、枳壳花、玳玳橘、回春橙。代代花花期在5~6月，其果实最开始为深绿色，冬季果实呈橙黄色，次年夏季果实又变青，故有“回青橙”之称，且果实2~3年不落，次年花果同存，如“三世同堂”，因而得名“代代”。每年于5~6月间采摘花蕾，先用急火烘至色黄，再用文火烘至全干，入药称“代代花”。7~8月摘取未成熟的绿色果实，自中部横切为两半，晒干或烘干，成熟果实入药称“枳实”，未成熟果实入药称“枳壳”。

唐·朱庆馀还写了一首关于枳壳的诗：

商州王中丞留吃枳壳

方物就中名最远，只应愈疾味偏佳。

若教尽吃人人与，采尽商山枳壳花。

这里的“枳壳花”，就是我们本篇所言的代代花。

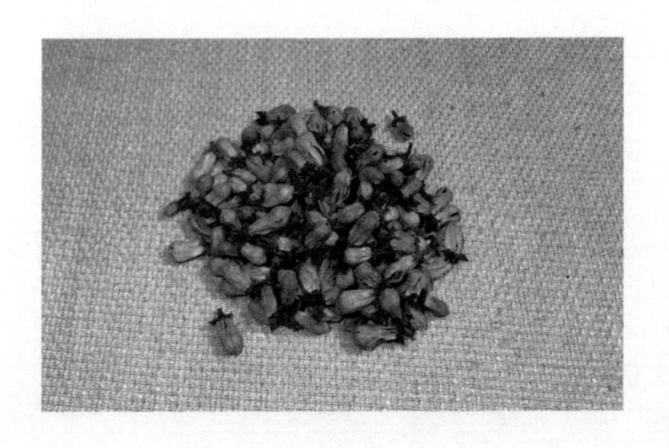

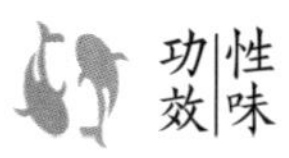

代代花，性微寒，味酸、微苦，归肝、脾经，其主要功效是理气宽胸，开胃止呕。代代花香气浓郁，入肝脾经，能疏肝理气，可调节紧张不安的情绪，有助于缓解压力，调节内分泌失调，提高人体免疫力。代代花可促进胃肠蠕动，可用于肝脾不调所致的胃脘部痞闷不舒、胀满疼痛、食积不化，也可用于胃气上逆所致呃逆、呕吐等症状。此外，代代花还能促进血液循环，还可美容养颜、减脂瘦身。

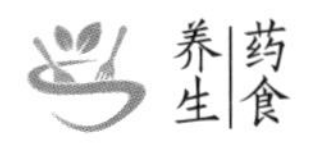

1. 消化不良：代代花粥（《东方药膳》2008 年 02 期）

配方 代代花 10 朵，粳米 100g，白糖 20g。

制法 将代代花、粳米淘洗干净备用，锅中加水 1000mL，加入粳米煮至粥成，加入代代花、白糖，煮两三沸即可。

服法 粥成后空腹食用。

效用 理气解郁，开胃化痰。

养生指导 代代花有理气化痰、健脾开胃的作用，粳米性平和，能养胃，而且富含粗纤维，能促进胃肠蠕动。本品可用于体虚之人，脾胃虚弱，运化无力而引起的胸闷脘痞，不思饮食等症状。

2. 经前期综合征：三花饮（《中医学报》2017 年 02 期）

配方 代代花 2g，合欢花、玫瑰花各 10g。

制法 将代代花、合欢花、玫瑰花同时放入茶杯中，用开水冲泡。

服法 加盖焖 5 分钟即可饮用。

效用 解郁安神，适用于经前期综合征。

养生指导 本品用代代花、合欢花、玫瑰花代茶饮，制作简便。代代花理气宽胸；合欢花解郁安神；玫瑰花行气解郁，活血调经。可用于女性月经前期体内激素水平变化引起的经前期综合征，症见心神不安、忧郁失眠等。

3. 食积胃痛：代代花萝卜汤（《中医学报》2017年02期）

配方 白萝卜150g，鲜代代花瓣15g，香菜15g，盐5g，其他调料适量。

制法 将白萝卜切块，锅中加入清水500mL，放入白萝卜块和代代花瓣煮30分钟，再加入香菜、盐，即可食用，也可根据个人口味加入其他调料。

服法 煮好后趁热喝汤，白萝卜块也可食用。

效用 消食导滞，行气止痛。

养生指导 萝卜在民间素有“小人参”之称，具有下气消胀的作用，萝卜中的芥子油和膳食纤维能促进胃肠蠕动，促进大便的排泄；代代花健脾和胃，行气除满。本方适用于肝胃不和所致的饮食积滞、胃脘胀满疼痛、大便不通等。

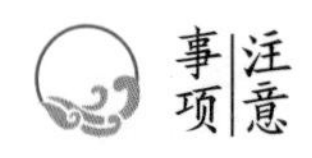

孕妇不宜食用。

玉竹

养阴生津

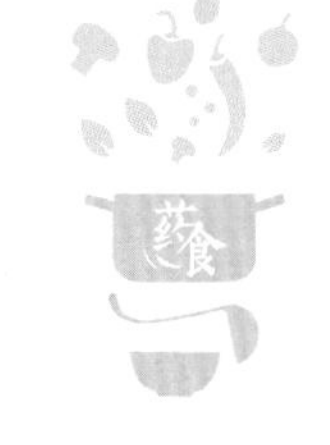

玉竹最早以葳蕤之名载于《名医别录》，列为上品，是我国常用的中药材。又名玉参、甜草根、葳蕤、玉术、竹七根、连竹、西竹等。本品为百合科植物玉竹的干燥根茎，《神农本草经》将其列为上品，李时珍说："其叶光莹像竹，其根长而多节，故有玉竹、地节诸名。"

关于玉竹还有一个美丽的传说：

相传，唐代有一个宫女，因不堪忍受皇帝的欺凌逃出皇宫，躲入深山老林，无食充饥，便采玉竹为食，久而久之，身轻如燕，皮肤光洁似玉。后来宫女与一猎人相遇，隐居深山，生儿育女。到60岁时与丈夫及子女回到家乡，父老乡亲见她依然是当年进宫时的青春容貌，都惊叹不已。（《补药吃对才健康》）

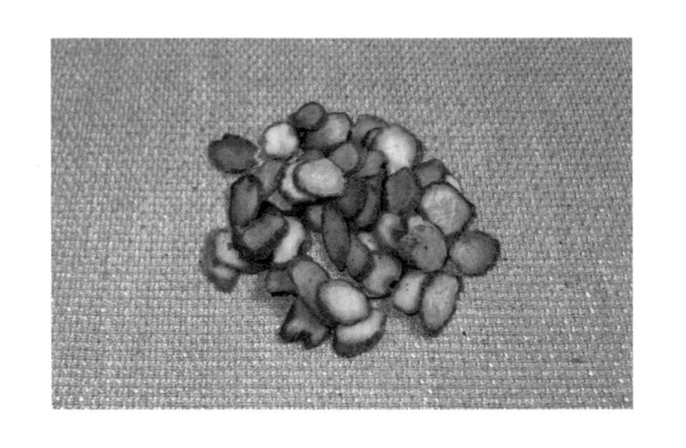

功效 性味

玉竹，味甘，性微寒，归肺、胃经，其功效是养阴润肺，益胃生津。《日华子本草》言其“除烦闷，止渴，润心肺，补五劳七伤，虚损，腰脚疼痛，天行热狂”。玉竹对肺胃阴伤所致消渴尤为适宜，症见烦渴引饮、虚劳发热、消谷善饥、小便频数等。故玉竹对心阴不足所致心悸、胸闷、血压升高等均有治疗作用，此外，玉竹还有补充血容量、扩张血管、增强心脏收缩功能、抗菌等作用，可强心，调节血压、血糖，增强免疫力。

养生 药食

1. 心悸失眠：玉竹卤猪心（《中华上品药材养生大全》）

配方 玉竹 12g，猪心 500g，卤汁适量。

制法 ①玉竹洗净，切成节，水泡后煎液 1000mL 备用；②猪心洗净血水，剖开，入玉竹液中煮至六成熟，捞出；③取卤水适量，煮沸，加入猪心，小火煮至猪心熟透入味。

服法 取出猪心，晾凉切片，即可食用。

效用 养阴生津，宁心安神。

养生指导 自古就有“以脏补脏、以心补心”的说法，猪心富含有蛋白质、钙、磷、铁、维生素 B、维生素 C 以及烟酸等营养物质，玉竹养阴生津，所以本方具有补心、安神、增强体力等功效。本方对甲亢、神经衰弱、神经官能症所致的失眠以及冠心病、肺心病等引起的心力衰竭有一定的治疗作用。

2. 干咳无痰：玉竹粳米粥（《中国食疗大全》）

配方 玉竹 12g，粳米 100g，冰糖适量。

制法 玉竹加水600mL煎取药汁，加入粳米100g煮粥。

服法 煮好后放入适量冰糖即可食用。

效用 滋阴润肺，生津止渴。

养生指导 本品制作简便，可滋阴润肺，生津止渴。玉竹味甘，可养阴清肺润燥，用治阴虚、多汗、燥咳、肺痿。粳米味甘性平，能益脾胃，除烦渴。本品适用于久咳耗伤肺阴症见干咳无痰，或胃阴不足，口干舌燥等症状。

3. 烦渴多饮：玉竹百合粥（《现代养生》2013年06期）

配方 玉竹10g（或用鲜玉竹30g），百合10g，粳米80g。

制法 上三味共煮粥，粥熟加冰糖适量，再煮一二沸。

服法 煮好后温服。

效用 养阴生津，除烦止渴。适用于糖尿病由于肺胃阴伤或热病伤阴后出现的烦渴引饮、咽干口燥、阴虚内热之证。

养生指导 玉竹味甘，性微寒，有养阴润燥、生津止渴、清心除烦之功，《本草正义》言其“治肺胃燥热，津液枯涸，口渴嗌干等症，而胃火炽盛，燥渴消谷，多食易饥者，尤有捷效”。百合具有养阴润肺、清心安神的功效。本品制作简便，具有清润、滋养的特性，善治肺胃阴虚所致的烦渴多饮、消谷善饥或咳嗽、咽干痰少等证。

注意事项

1. 脾虚而有痰湿、大便稀溏者不宜服用。
2. 服用玉竹时忌服过咸的食物。

决明子

明目润肠

决明子，首载于《神农本草经》，被列为上品，因其有明目之功而得此名，又叫假绿豆、草决明、还瞳子等。据记载，唐代诗人白居易晚年患下眼疾时曾写下诗句："案上漫铺龙树论，合中虚贮决明子。"描述了他当时翻阅眼科专著《龙树论》，服用明目药物决明丸的生活状态。由此可见，决明子的明目功效早已被大家所熟知认可。

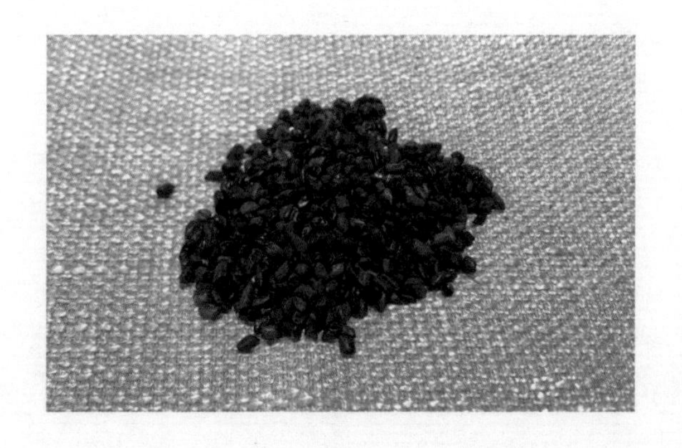

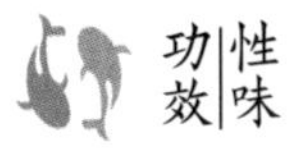

决明子，味甘、苦，性寒，微咸，归肝、大肠经，其主要功效是清肝明目，润肠通便。决明子对视神经具有很好的保护作用，其富含的决明素、维生素A、大黄酸等，能够很好地保护我们的视神经，特别是对于治疗白内障、视网膜炎、青光眼等疾病有不错的效果。决明子还可以促进胃肠蠕动，清除体内宿便，但却不会损伤人体的根本，非常适合有阴虚肠燥、热结便秘等症状的中老年人群，并且具有一定的减肥作用。

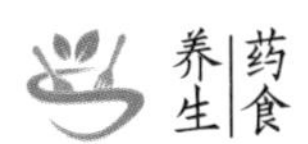

1. 明目通便：决明子粥（《药粥疗法》）

配方 炒决明10~15g，粳米60g，冰糖少许或加白菊花10g。

制法 先把备好的决明子放入锅内炒至微有香气后取出，待冷却后煎汁，或与白菊花同煎取汁，去滓，放入粳米煮粥。

服法 粥成即可食用。

效用 清肝明目，泻火通便。急性结膜炎辨证属肝火上炎症见目赤肿痛、畏光流泪者可用，头痛头晕、高血压、高血脂者亦可食用。也可用于习惯性便秘。

养生指导 决明子与炒决明子均可明目，但炒决明子有利于其有效成分的析出，明目和清肝泻火能力更佳，故清肝泻火时多用炒决明子。

2. 降压通便明目：菊花决明粥

（《高血压营养食谱》维维健康网 2013 年 1 月 11 日）

配方 决明子 15g，菊花 10g，粳米 50g，冰糖适量。

制法 先将备好的决明子放入砂锅内炒至微有香气，待冷却后与菊花同煮煎汁，去渣取汁，与粳米同煮，将冰糖放入即将煮熟的粥中，再煮沸 1~2 次即成。

服法 粥成即可食用。

效用 本品可降压通便，清肝明目。对于高血压、高血脂以及习惯性便秘的人群适用。

养生指导 菊花、决明子均可清肝明目。菊花可疏散风热，决明子可润肠通便、降血压血脂，二者合用，可增强决明子清肝明目之功用，并可润肠通便、降血压血脂。本品适用于习惯性便秘及血压、血脂高属肝火亢盛人群的日常调理。

3. 降脂降压明目：杞菊决明茶（《中华枸杞应用宝典》）

配方 决明子 20g，枸杞子 10g，菊花 3g。

制法 将备好的菊花、枸杞子、决明子放入较大的有杯盖的杯子中，用沸水冲泡，盖盖，闷 15 分钟左右即可饮用。

服法 代茶饮，可频服，一般可冲泡 3~5 次。

效用 本饮品可清肝泻火，降脂降压，养肝明目。

养生指导 枸杞子可滋补肝肾、养肝明目，与决明子、菊花共奏清肝泻火、养肝明目之功。本品可用于脑卒中后遗症人群属肝火亢盛者，症见肢体麻木、头重脚轻、头晕目眩、烦躁易怒、血压升高等。

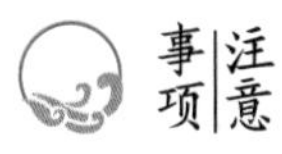

注意事项

1. 气虚、久泻便溏者不宜使用。

2. 决明子具有润肠通便的功效，可预防、缓解或者治疗便秘。现代研究表明决明子还可以降血压降血脂，因此血压低、腹泻、胃寒的人慎用。

百合

养心安神

百合，首载于《神农本草经》，是百合科植物卷丹、百合或细叶百合的干燥肉质鳞茎，于秋季采挖，洗净之后置沸水中略烫，干燥后而成。因其鳞茎由许多白色鳞片层环抱而成，状如莲花，因而取“百年好合”之意而名“百合”。

百合有甜百合和苦百合之分。

甜百合：也叫菜百合，味道以甜为主，外观色泽洁白，而且有有光泽的鳞片，肥厚而饱满，质地比较细腻，主要产于甘肃兰州。其药用功效虽差，营养价值却很高，不但含有蛋白质和多种维生素，还含有一些天然糖分和多种微量元素，平时食用能滋补身体，也能缓解身体虚弱的症状。

苦百合：味道以苦为主，味道略甘，外观颜色微黄，而且没有光泽，主要产于湖南、浙江以及江苏等地，其药用成分含量较多，含有生物碱和天然多糖以及一些醇类物质。

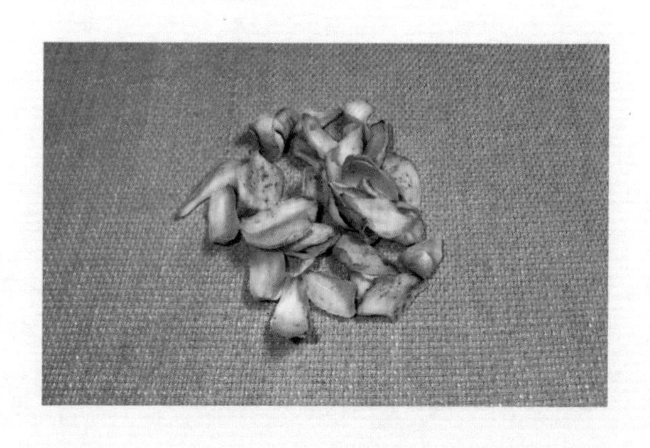

《本草正义》中记载：“百合之花，夜合朝开，以治肝火上浮，夜不成寐，甚有捷效，不仅取其夜合之意，盖甘凉泄降，而清虚火也。”用现代汉语可解释为：百合花夜间闭合而白天开放，可治疗肝阳上亢之失眠。不仅因其夜间闭合，更因其甘凉可降泄，故本品可清虚火而稳固阳气。

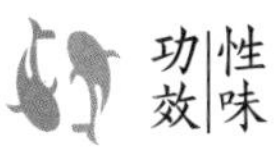

百合，性寒，味甘，微苦，入心、肺经，其主要功能是润肺止咳，清心安神。百合润肺平喘止咳，可以用于阴虚久咳的病人。现代研究表明百合有很好的止咳平喘、抗炎、抗癌、镇静催眠等作用，而且百合中含有秋水仙碱，对于痛风性关节炎的发作具有一定的缓解作用。百合入心经，养心阴、益心气、清心热、安心神，可治疗失眠、心悸。另外对于呼吸系统疾患、癌症、神经衰弱等，临床上可运用百合亦可取得一定的疗效。

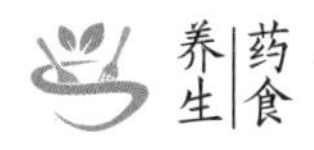

1. 痛风疼痛：百合粥（《本草纲目》）

配方 百合 25g（鲜品 50g），粳米 100g，冰糖适量。

制法 将备好的百合及粳米洗净，放入锅内，加入约 600mL 水，煮至汤稠米开花，温热服用。

服法 以上为两次用量，痛风性关节炎急性发作期可服 3~4 次 / 日，缓解期早晚各一次，可连续吃 20 天以上。

效用 本品可益气养阴，养胃利尿，缓解疼痛。对于痛风性关节炎有一定的缓解作用。

养生指导 现代研究表明百合中所含的秋水仙碱对痛风性关节炎引起的疼痛具有一定的缓解作用。粳米可益气养胃，还可利尿，与百合同用既可增加营养又可在一定程度上缓解秋水仙碱带来的副作用。

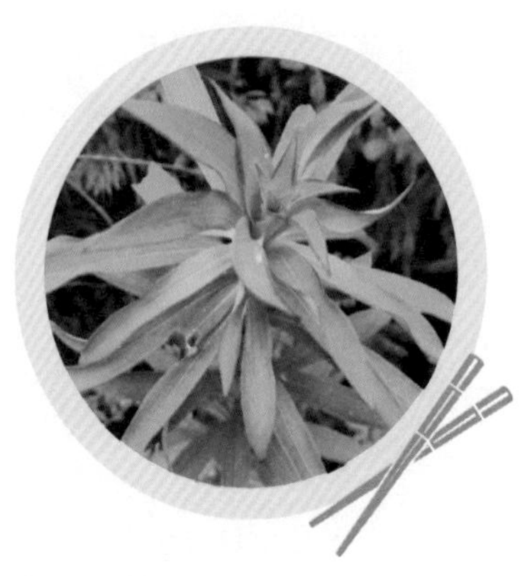

2. 心悸失眠：莲子百合粥（《科学养生》2012 年 07 期）

配方 鲜莲子 60g，鲜百合 60g，粳米 100g，冰糖适量。

制法 将备好的鲜莲子、鲜百合及粳米洗净，一同放入砂锅，加适量清水，大火煮开，改小火熬煮成粥。

服法 根据个人口味调入适量冰糖即可食用。

效用 此粥具有健脾益肺、清心安神的功效。适用于神经衰弱、心悸、失眠的人群，也是病后的滋养补品。

养生指导 百合可滋阴润肺，莲子可清心安神，粳米补益脾胃。本品除了可润燥养肺及治疗神经衰弱、心悸、失眠等，也可以作为病后的滋养补品，健脾益肺，强壮体魄。

3. 口渴干咳：绿豆百合粥（《大家健康》2013 年 08 期）

配方 鲜百合 50g，绿豆 100g，粳米或糯米适量。

制法 将备好的绿豆及糯米或粳米加水适量煮熟，再加入洗净的鲜百合略煮片刻即可。

服法 食用之前，可加入白砂糖或者冰糖调味。

效用 滋阴润肺，清热解暑。

养生指导 百合可养阴润肺，绿豆可清热解暑、利水退热，二者合用可以养阴润肺，清热解毒。本品适用于干咳、燥咳及热病后余热未尽及中暑口渴的人群，同时也是夏季的一道清暑佳品。

注意事项

1. 百合性寒，故虽可用于治疗咳嗽但不可用于风寒咳嗽、寒痰及中寒便滑者。

2. 百合适用于久病伤阴之咳嗽，故对于新发咳嗽不适宜，应慎用。

桑叶

神仙草

桑叶的药用功效始载于《五十二病方》，其名称最早见于《神农本草经》。桑叶又名家桑、荆桑、桑椹树、黄桑叶等，是桑科植物桑树的干燥叶，为蚕的主要食物，以霜后采集者为佳。我国为全球最大的桑树种植国，产量高，各地均有种植，根据炮制方法分为桑叶、炒桑叶、蒸桑叶、蜜桑叶，本品历代中医本草均有收载，为一种应用广泛的中药，因药用价值较高，《本草纲目》称其为“神仙草”。

桑叶：取原药材，除去杂质，搓碎，去柄，筛去灰屑即是。

炒桑叶：将生桑叶放于锅内，用文火加热慢炒至微焦即得。

蒸桑叶：将生桑叶放蒸笼内，蒸 1 个小时，取出，晒干即得。

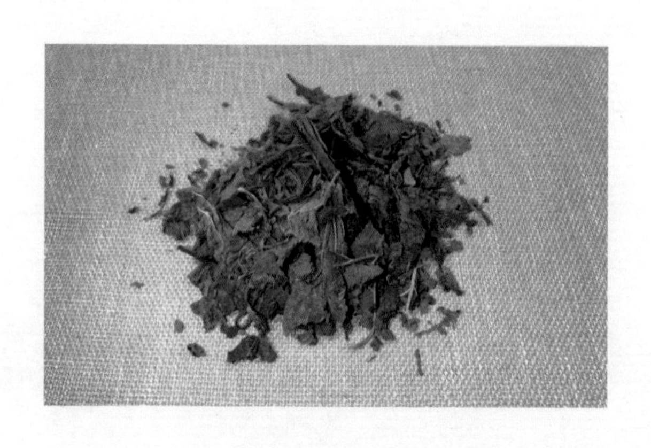

蜜桑叶：先取适量蜂蜜，加水稀释，然后将桑叶放入蜂蜜中搅拌均匀，闷 1 个小时，再倒入锅中，用文火炒，至表面变为深黄色，微有光泽，不粘手为佳。

关于桑叶的传说及描述如下：

宋代《夷坚志》云："严州山寺有一游僧，形体羸瘦，饮食甚少，每夜就枕，满身是汗。迨旦，衣皆湿透，如此二十年，无药可治。监寺僧曰：吾有绝妙验方，为汝治之。三日后，宿疾痊愈。其方单用桑叶一味，乘露采摘，焙干碾末，每日二钱，空腹用温水汤调服。"

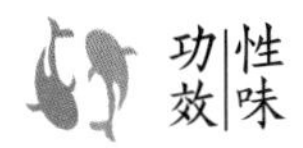

性味功效

桑叶，其性寒，味甘、苦，归肺、肝经，其功效为疏散风热，清肺润燥，清肝明目。本品既可内服，也可外敷。桑叶可作用于呼吸系统，治风热感冒，同时有润肺作用，可治疗消渴病等；本品亦可平肝阳，降肝火，清肝热，可用来治疗高血压、头痛、目赤昏花、失眠、眼部疾病等。

药食养生

1. 乌须明目：扶桑丸（《本草备要》）

配方 桑叶 50g，黑芝麻 50g。

制法 蜜制成丸。

服法 餐后食用，一日三次，每次一丸，约 3g。

效用 除湿祛风，乌须明目。

养生指导 用于体内湿气过盛、须发早白。本方汤药作用比较迅猛，丸药作用比较缓和，该方为丸药，可长期使用。古话说“一湿难祛”，主要因体内湿气过重和多种因素都有关系，如南方沿海潮湿，居住环境不改变，疾病的发病因素不解除，疾病就很难治愈。本方所含桑叶可祛风除湿、明目；黑芝麻有滋补肝肾功效，能使头发乌黑光亮。

2. 霍乱腹痛：木瓜汤（《普济方》）

配方 木瓜 10g，桑叶 10g，大枣（三枚）。

制法 木瓜切片，大枣洗净备用。将木瓜、桑叶放入砂锅中，加清水浸泡 30 分钟，加大枣，煮约 1 小时即成。

服法 餐后饮用，不拘次数。

效用 舒筋止痛，和胃化湿。

养生指导 用治霍乱、脐下绞痛。木瓜擅长疏通全身经络，祛除体内湿气，为治疗脚气等湿气盛的常用药；桑叶祛风除湿，可疏散外来风湿；大枣补气养血。该方可作为一般饭后汤饮解渴祛湿使用。

注意事项

脾胃虚寒者慎用。

桑椹

民间圣果

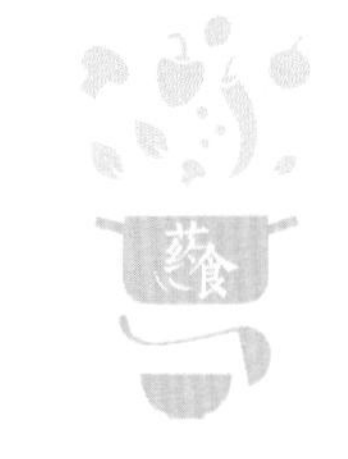

桑椹，在古本草中有桑实（《五十二病方》）、乌椹（《本草衍义》）、黑椹（《本草蒙筌》）等别名，为桑科桑属多年生植物桑树的果穗，呈椭圆形，长1~3厘米，表面不平滑，桑椹未成熟时为绿色，逐渐变为白色、红色，成熟后呈紫红色或紫黑色，味酸甜，此时入药为佳。《本草新编》载："紫者为第一，红者次之，青则不可用。"本品又称桑椹子、桑果、桑枣、乌椹、民间圣果等。

历代关于桑椹的传说，如下：

1.《本草纲目》载，曹操领军行进时缺乏食物，用晒干的桑椹充饥。金末大荒，饥民采食桑椹，活命者不可胜计。

2. 刘邦不忘桑椹救命之恩

相传公元前205年，刘邦在徐州曾被项羽打得丢盔卸甲，一败涂地，好不容易才冲出重围，率十余骑仓皇逃去。岂料前有高山挡路，

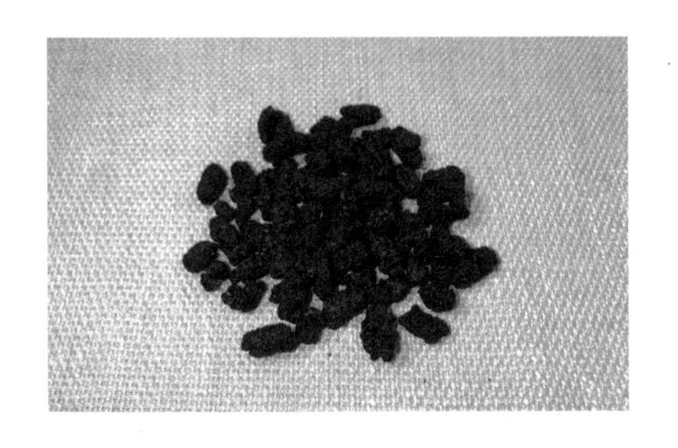

后有追兵赶来。走投无路之下，刘邦一行人急匆匆躲进了一个阴暗的山洞里。项羽扬鞭纵马，追至洞前，见洞口已是蛛网密布，料定不会有人闯入。于是徘徊观望一阵，方呼啸而去。

刘邦虽然躲过了这一劫难，却因惊怕过度，长年头痛、头晕的老毛病突然复发，以致头痛欲裂，天旋地转，随即腰酸腿软，难以排便，痛苦不堪。好在当时身处的汉山桑地（今涡阳）桑林密布，所结桑椹盖压枝头。为渡难关，刘邦只得渴饮清泉，饥食桑椹。没出几日，头痛、头晕竟不知不觉地痊愈，排便也顺畅了，觉精神清爽，身体强劲有力。后来刘邦虽成了汉朝的开国皇帝，仍念念不忘桑椹救命之恩，并命御医加蜜熬膏，让他常年养生服用。(《中国中医药报》)

性味功效

桑椹子，性微寒，入心、肝、肾经，其主要功能是滋阴养血，生津润燥，为滋补强壮、养心益智之佳果，既可入食，又可入药。滋阴养血指桑椹子有滋补肝肾、补气养血、提高人体免疫力、延缓衰老等功效，为滋补之佳品，主治气血不足而致的头晕目眩、耳鸣心悸、烦躁失眠、腰膝酸软等证。本品具有良好的防癌、抗衰老、抗溃疡、抗病毒等作用，古代书籍《滇南本草》中记载，桑椹子有补肾、防止遗精的作用，经常服用可以使头发变得乌黑有光泽，眼睛变得明亮。生津润燥指桑椹子具滋阴养血、生津止渴之功，可用于津伤口渴、内热消渴、肠燥便秘等。

1. 乌须明目：补肾桑椹膏（《饲鹤亭集方》）

配方 黑桑椹 200g，黑大豆 200g。

制法 同熬成膏。先大火煎煮，再文火浓缩，以稠黏为度，停火冷却即可。

服法 餐后饮用，一日三次，每日用量 10~15g。

效用 填精益气，养血荣筋。可治疗腰膝酸软、目暗昏花、须发早白等证。

养生指导 黑桑椹，黑大豆，均色黑，中医讲黑色对应人体肾脏，两药同熬，长期服用，可补养精血，乌须明目。肾脏为人体脏腑的根本，人体的精血在此形成，并由此而发，头发为精血是否充盛的外在表现，精血充盛，头发自然变得黑亮和浓厚。

2. 血虚津枯之便秘：桑椹蜜膏（《民间方》）

配方 鲜桑椹 1000g，蜂蜜 300g。

制法 将桑椹煎煮 2 次，取煎液 1000g，文火浓缩，以稠黏为度，加新鲜蜂蜜 300g，再煮一沸，停火冷却即可装瓶。

服法 与饭同食，每次 15~20g，温水送下，每日 2~3 次。

效用 滋阴养血，润肠通便。适用于便秘以大便干硬如羊屎蛋者，老年体虚、气血虚亏者久服有良效。

养生指导 本品为药食同源方，形体消瘦、食欲不佳者可长期服用。

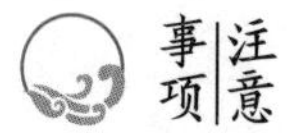

注意事项

1. 桑椹所含的胰蛋白酶抑制物等，可抑制肠道内的多种酶的合成，食用不当，可出现恶心、呕吐、腹痛及腹泻等胃肠道反应，故脾胃虚弱者不可多食。

2. 未成熟的桑椹不可食用。

3. 脾胃虚寒便溏者禁服。

4. 儿童、孕妇不可大量服用。

金银花

国宝一枝花

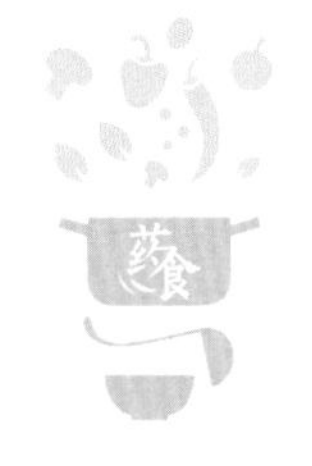

“忍冬”一名始载于《名医别录》，其曰:“味甘，温，无毒……十二月采，阴干”，众多文献均认为当时药用的是藤和叶。“金银花”一名首见于北宋《苏沈良方》，明确以花入药则见于明代的本草著作。金银花是忍冬科忍冬属的常绿藤本植物，其干燥的花蕾（有些带有半开的花）供药用，主产于广东、广西、海南等地。金银花中除含有显著抗菌消炎作用的绿原酸和异绿原酸等化学成分外，还含有丰富的氨基酸和可溶性糖，是一种无毒的药用植物，具有良好的保健作用。据明·李时珍在《本草纲目》中记载，忍冬煮汁酿酒服用，有“轻身长年益寿”之效。现代市场已开发出多种以金银花为主要原料的保健食品，主要品种有：忍冬酒、银花茶、银花露、银花汽水、银花糖果、银黄口服液等等。《本草纲目》言:“花初开着，蕊瓣俱色白，经二三日，则色变黄。新旧相参，黄白相映，故

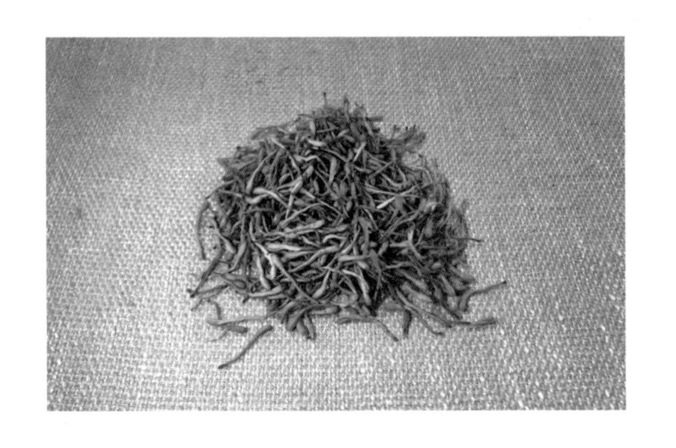

呼金银花。”——开花时，新开的颜色是白色，过一段时间花则变成黄色，远看黄白相错，所以相较于忍冬花这一学名，金银花这个名称更为形象，更为广泛流传。

性味功效

金银花，味甘，性寒。归肺、心、胃经，其主要功能是清热解毒，疏散风热。清热解毒是指金银花能够清解热邪，抗炎解毒，疏散风热是指其能够疏散外感风热邪气。现代药理研究发现金银花具有抗菌、抗病原微生物、抗炎抗病毒、解热、促进炎性细胞吞噬的功能，增强免疫力、降血脂、兴奋中枢等。

药食养生

1. 咽喉肿痛：金银花鸡蛋汤（《国民神药——金银花》）

配方 金银花 20g，鸡蛋 1 个，生姜 5~6 片，盐适量。

制法 将金银花用清水或温水浸泡数分钟，鸡蛋打散备用；锅中加水 200mL，煮开后放入金银花煮 5 分钟左右，待锅中水变成金黄色后，放入打散的鸡蛋稍滚一会，加入少量盐调味即可出锅。

服法 每次服 100mL，早晚各服一次。

效用 清热解毒，消炎散结。对于上火所致的咽喉红肿疼痛有较好的辅助治疗效果。

养生指导 本品对于心火上炎之证有较好的辅助治疗作用。方中金银花清热解毒，消炎祛肿；鸡蛋有滋阴、消炎的功效；生姜片有温补中焦脾胃的功效，三者合用清热解毒，滋阴降火，消肿止痛，可缓解咽喉红肿热痛的病证。

2. 易上火人群：红豆金银花粥（《国民神药——金银花》）

配方 红豆 50g，金银花 5g，大米 50g，冰糖适量。

制法 红豆提前用水泡一夜，大米提前泡半小时，金银花用清水冲洗，用温水泡 5 分钟；把红豆放入锅里，加水适量煮沸，煮沸后放入大米同煮；红豆煮熟，米粥熬好后放入金银花及泡金银花的水煮 10 分钟左右。

服法 可放入适量冰糖煮融后即可关火食用。每次适量，每日 2 次，早晚分服。

效用 益气补血，清热下火。适用于易上火的人群。

养生指导 本粥是民间常用的食疗小药方。方中红豆清热解毒又可利尿；金银花清热解毒，消炎；大米补益中焦脾胃，促进气血生成。三者合用可以起到既补益气血又清热下火的双重作用，适用于气血虚弱有热证或抵抗力差的人群。

注意事项

1. 金银花药用不应超过 15g，代茶饮不应超过 5g，煮粥（汤）不超过 40g，服用过量容易导致胃肠不适。

2. 金银花性寒，不建议在月经期间服用。

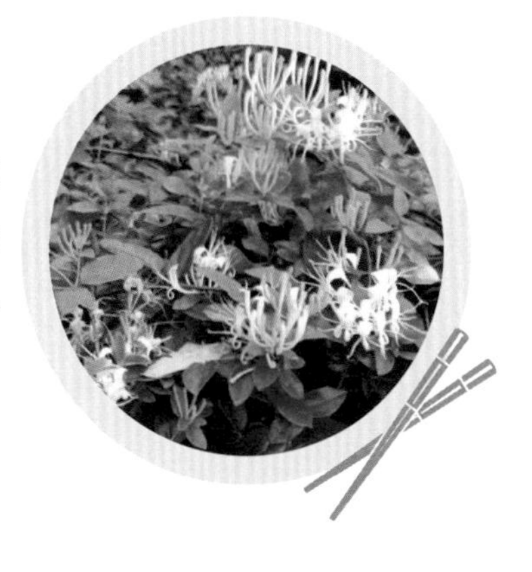

3. 脾胃虚寒、经常腹痛、腹泻、腹部发凉、手脚发凉者禁用。

4. 不可以天天泡茶喝，建议只在身体出现“上火”的情况时，在医生指导下服用。

5. 市售山银花为金银花伪品，虽混入药典，实不堪用。用时应选择金银花为妥。

槐花

凉血止血

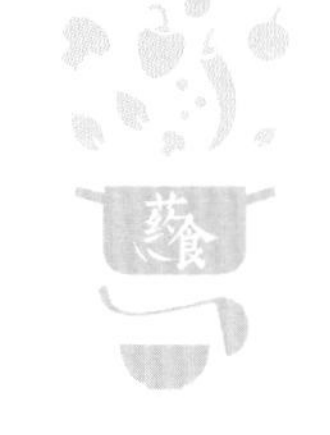

槐花，目前所见最早记载入药的本草典籍是《日华子本草》。本品又叫刺槐，多食用，是国槐树的花及花蕾，各地普遍栽培，一般在每年4~5月开花，花期一般为10~15天左右。槐花含有丰富的蛋白质、多种维生素和矿物质，具有较高的食用价值。槐花既可以鲜食，亦可干制储存；既可单独成菜，也可与其他荤素料搭配。鲜槐花以花瓣尚未绽放时的口感为佳，也可作为中药治疗疾病。

槐与中国人的祖先有密切联系，许多人至今还以“大槐树”作为认祖归宗的根据。山西民谣有云：“问我祖先在何处，山西洪洞大槐树。祖先故居叫什么，大槐树下老鸹窝。”

关于国槐花的药用功效，宋代的方勺在《泊宅篇》中就记载了一则槐花止血的案例：有一位书生，舌头突然出血不止，许多医生不知何病，束手无策，著名医家耿隅诊病后说，此病叫“舌衄”。于是让病人用槐花炒熟，研为细末，

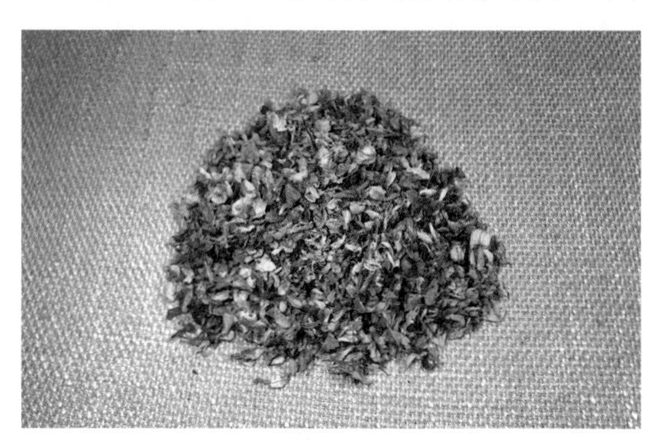

摊在舌上，果然不久即愈。

性味功效

槐花味苦，性微寒，归肝、大肠经，其主要功能是凉血止血，清泻肝火。凉血止血是指槐花在血热出血时可缩短出血和凝血时间，对于便血、痔疮出血等下部出血最为适宜。清泻肝火是指槐花可以清泻肝火，治疗肝火上炎所致的病证，如目赤、头痛、头胀、头晕等证。

药食养生

1. 痔疮便秘：槐花汤（《恋爱婚姻家庭（月末）》2019年11期）

配方 干槐花10g（鲜者加倍）。

制法 将干槐花10g（鲜者加倍）放入茶中，加沸水适量，浸泡片刻，代茶频饮；同时取干槐花30g用水煎取汁，坐浴。

用法 内服每日一剂；外用坐浴每日1~2次。

效用 清热解毒，凉血止血。适用于湿热下行之痔疮、便秘、便血。

养生指导 本品单用槐花一味药物，口服与外用相结合，内调脏腑，配合外用，以清热解毒，凉血止血。痔疮患者平时应少吃辛辣刺激性食物，多喝水，保持大便通畅，养成定时排便的习惯。时常提肛，可有效预防痔疮并防止复发。

2. 月经过多：两地槐花粥（《家庭医药（快乐养生）》2016年06期）

配方 槐花、生地黄、地骨皮各30g，粳米60g。

制法 以槐花、生地黄、地骨皮加水适量，水煎后去渣取汁，加入粳米共煮为粥。

服法 顿服，每日一次，可连服3~5日。

效用 清热固经。适用于月经过多，经色深红或紫红，质地黏稠有块，腰腹胀痛，心烦口渴，尿黄者。

养生指导 本品以槐花、生地黄、地骨皮三味药水煎汤用来煮粥，既能以药性入粥，又能顾护胃气。方中生地黄既清热凉血止血，又养阴生津，地骨皮可泄实热，凉血止血，二者共同增强槐花清热凉血止血的功效，三种药物均属寒凉之药，以粳米煮粥可保护胃气，防止寒凉之品伤及脾胃。

3. 疔疮肿毒：槐银汤（《开卷有益（求医问药）》2018年06期）

配方 槐花10g，金银花9g，黄酒和水各半斤。

制法 将上药放入酒水中，加热煎煮二三沸，候冷，取汁饮。

服法 温服，每日两次，五天为一个疗程。

效用 清热解毒。用于治疗疔疮肿毒。

养生指导 本方中金银花清热解毒，被誉为阳性疮痈要药，配合槐花两者相须为用。以酒水煎煮，可增强药性，托毒外出。

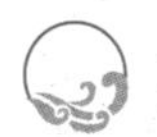

注意事项

1. 粉蒸槐花不易消化，消化系统不好的人，尤其是中老年人不宜过量食用。同时，过敏性体质的人也应谨慎食用槐花。

2.《时病论》说："清肠之槐花，去寒之姜、桂，利湿之米皆为犯胎之品，最易误投，医者不可不敬惧乎。"因此孕妇不宜。

蒲公英

清热消痈

蒲公英为菊科蒲公英属草本植物，其研究历史已有数千年之久，据唐代《新修本草》记载："叶似苦苣，花黄，断有白汁，人皆啖之。主妇人乳痈肿。"蒲公英别名黄花地丁、婆婆丁、华花郎，夏至秋季花初开时采收，可以食用，也可作中药材治疗疾病。食用时可在幼苗期分批采摘外层大叶，或用刀割取心叶以外的叶片食用。入药时可在晚秋时节采挖带根的全草，去泥晒干以备药用。

蒲公英的名字是怎么来的呢？相传，在很早以前，河南洛阳城有位小姐叫公英，她不但长得貌若天仙，且聪明贤惠。一天她患了乳疮，红肿疼痛，奇痒难忍，便找了一个游医治疗，那游医见姑娘长得美丽，顿生邪恶念头，趁诊病之机，肆意调戏，公英忍无可恶，抬手打了他两个耳光。游医因邪念未得，就到处造谣，说公英作风不正，伤风败俗。公英听到谣传十

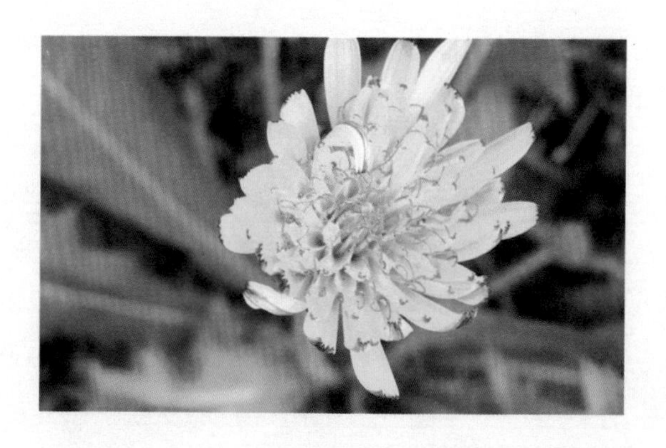

分气愤，为洗清谣言，投河自尽。这时渔翁正好在河边打鱼，急忙将她救起。老渔翁得知她投河的原因后，便让自己的女儿蒲英去山上采来一种草药，煎水为公英姑娘清洗患病之处，同时又将另一部分药捣烂后给公英敷在患处，连续洗数天后，姑娘的乳疮竟然好了。

后来，公英姑娘便将这种草药栽种在自家的房前屋后，待有人需要时，就将此药提供给他们。她为感谢老渔翁的救命之恩，便将这种草起名为蒲公英。(《中国中医药轶事珍闻》)

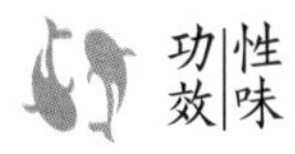

蒲公英，味苦、甘，性寒，归肝、胃经，其主要功能是解毒消痈，清利湿热。蒲公英可以抑菌解毒泄热，对于肺痈、肠痈、乳痈及其他疮痈肿毒有较好疗效，尤其是乳痈，蒲公英被称为“乳痈要药”,《本草经疏》言:“蒲公英味甘平，其性无毒。当是入肝入胃，解热凉血之要药。乳痈属肝经，妇人经行后，肝经主事，故主妇人乳痈肿乳毒。”蒲公英清泄热邪，利湿排淋之功。对于热淋涩痛、湿热黄疸均有功效。

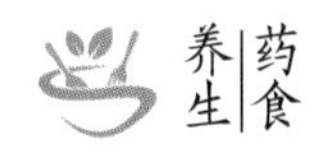

1. 疗痈热毒：蒲公英粥（《二十四节气养生》）

配方 蒲公英 40~60g（鲜者 60~90g），粳米 50~100g。

制法 取干蒲公英或新鲜蒲公英带根的全草，洗净，切碎，煎取药汁，去渣，入粳米同煮为稀粥。

服法 顿服。

效用 清热解毒，消痈散结。适用于急性乳腺炎、乳肿痛、急性扁桃体炎、疔疮热毒、尿路感染、传染性肝炎、胆囊炎、上呼吸道感染、急性结膜炎等。

养生指导 本品以蒲公英和粳米同煮，蒲公英可治疗各种热毒壅盛所致的疔痈之毒，同时具有清利湿热的作用，又归肝经，故可治疗肝炎、胆囊炎。与粳米同煮可顾护胃气，防止蒲公英苦寒之性伤及脾胃。

2. 肝炎：茵陈公英汤（《本草纲目数据库 • 中药验方》）

配方 茵陈 100g，蒲公英 50g，白糖 30g。

制法 取茵陈、蒲公英加水 500g，煎取 400g，加白糖 30g。

服法 顿服。

效用 清热解毒，利胆退黄。

养生指导 本品中茵陈利胆退黄，蒲公英清热解毒，清利湿热，共奏清热解毒、利胆退黄之效。本方中两药均有苦寒之性，以白糖之甘可缓和二药苦寒之性，以防伤及脾胃。适用于急性黄疸型肝炎发热患者。

3. 乳腺炎：蒲公英粥（《粥谱》）

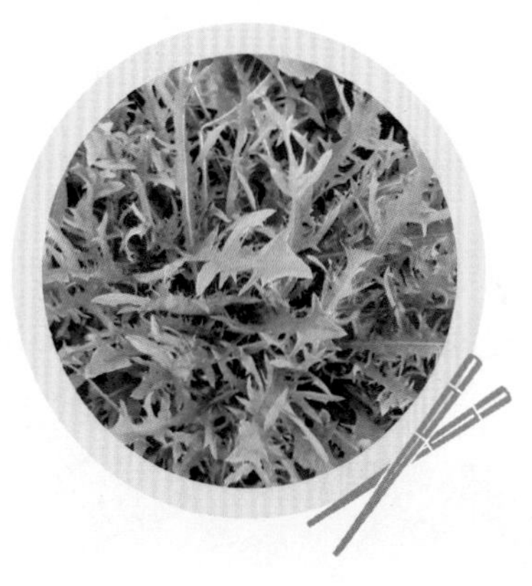

配方 鲜蒲公英 60g，金银花 30g，粳米 50~100g。

制法 先煎蒲公英、金银花，去渣取汁，再入粳米煮作粥。

服法 顿服。

效用 清热解毒。适用于乳腺炎、扁桃体炎、胆囊炎、结膜炎等证。

养生指导 本品清热解毒，蒲公英为治疗乳痈要药，且内含成分有较强的抑菌作用；金银花为清热解毒药，具有广谱抗菌作用，其水煎剂有明显的抗炎和解热作用，也可促进白细胞吞噬功能，提高淋巴细胞转化率。两者相须为用，治疗乳腺炎、扁桃体炎、胆囊炎、眼结膜炎等证，再配合粳米熬粥既养胃又治病，可谓一举两得。

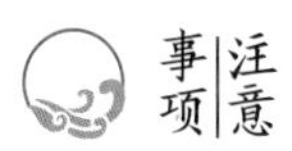

1. 蒲公英性寒，本身阳虚外寒或者脾胃比较虚弱者不建议服用。

2. 本品有缓泻作用，慢性肠炎患者不建议服用。

3. 本品用量过大会引起恶心、呕吐、腹部不适的情况，甚则泄泻不止。

4. 本品如果长期大剂量服用，还会导致肾小管变窄，上皮细胞混浊肿胀等现象。

5. 蒲公英本身含有多糖，这是一种可以降低血压的物质，因此不适合低血压患者服用。

鲜白茅根

凉血利尿

白茅根，最早见于《神农本草经》，书中奉为中品。本品常于春、秋二季采挖，鲜白茅根可直接食用，食之味甜，也可用于其他食疗方，本品作为中药药材使用多用干品。

关于白茅根的医用价值，流传着著名医家张锡纯的一则医疗故事：有一年冬天，他邻村一个二十岁的小伙子得了水肿病，肚子肿得像抱了一个大瓦罐，有学问的人就说这是“腹如抱瓮”。夜里睡觉不能躺下，只能斜靠着墙在那里发喘，一躺下就上不来气，觉得只有出的气，没有进的气，难受得要死。家里人请来了张锡纯为他看病，张锡纯问：“你现在感觉怎么样呢？”小伙子说：“只觉得心中发热，小便不利，尿不出来。”张锡纯看了以前医生开的方子，都是些利水的药，八正散之类的，还有用麻黄生姜桂枝发汗的。张锡纯把脉之后发现，小伙子的六部脉很细，跳得很快，这种情况不能用麻

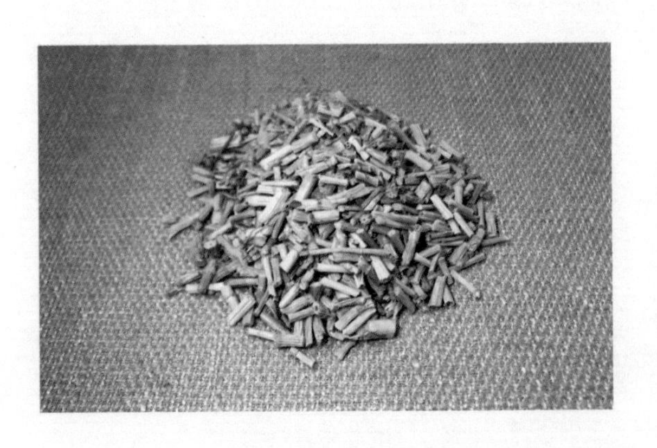

黄桂枝。张锡纯说：“你这是病久阴虚，阴不敛阳，以致虚阳浮越于上。腹部过于肿胀，气息都无容息之地，吸的气几乎不能吸入，所以才发喘。”小伙子听后，连连点头说：“先生说的极是，还望先生救我。”张锡纯答应了下来，就叫他家里的人到野外刨开冻地，找新鲜的白茅根。每天用鲜白茅根六两，切得很碎，用水三大碗，放在砂锅中稍微煎一沸，就放在火炉旁，仍用火炉的余温徐徐温之，待过半个小时左右再放在火炉上稍煎一沸，再放在火炉旁，直到这切碎的白茅根全部沉入水底。这时可得到清汤两大碗，为一日的药量，每日徐徐当茶温饮。再用生车前子数两，炒至微熟，自己捏着放口里嚼，当瓜子吃。夜间睡醒了也这样，不要间断。小伙子吃了一昼夜，大约吃了七八钱左右，也就是不到一两，感觉小便通畅，能尿出来了。可是腹部按着还是很膨胀，很硬。张锡纯就又想了一个妙招：用大葱的葱白三斤，切做细丝，在锅中炒，稍放一些醋，但不能炒熟，炒熟就没有生葱的辛窜之气了。趁热用布裹住，放在肚脐上热熨，如果凉了，再放在锅中稍加一些醋炒，再热熨，从晚间熨到临睡时，一夜小便十余次。第二天这小伙子的腹部就像平常的一样了。（《告诉您每一味中药的来历：讲故事学中药》）

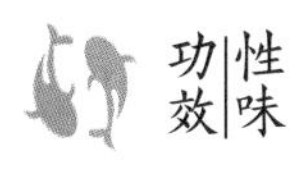

性味功效

白茅根，味甘，性寒，归肺、胃、膀胱经，其主要功能是凉血止血，清热利尿。凉血止血是指白茅根性寒，具有凉血、止血的功能，可治疗血热出血证。清热利尿是指白茅根清肺经、胃经、膀胱经之湿热，且利尿通淋。可用于肺热咳喘、胃热呕吐、黄疸、水肿、膀胱经湿热所致的热淋、小便不利等证。

养生 药食

1. 肾炎：茅根菠萝速溶饮（《民间方》）

配方 鲜茅根250g，鲜菠萝汁500g，白糖500g。

制法 鲜茅根加水适量，煎煮30分钟，去渣，继续以小火煎煮浓缩至将要干锅时，加入鲜菠萝汁，再加热至黏稠时，停火，待温，拌入干燥的白糖粉把煎液吸净，混匀，晒干，压碎，装瓶备用。

服法 以沸水冲化，顿服，每日3次，每次10g。

效用 清热利湿。适用于肾炎。

养生指导 本品清热利尿，可治疗肾炎小便不利。方中鲜茅根和菠萝汁均具有清热利尿的功效。菠萝含有一种叫“菠萝朊酶”的物质，它能分解蛋白质，还能溶解阻塞于组织中的纤维蛋白和血凝块，改善局部的血液循环，消除炎症和水肿，因此对于肾炎具有良好的食疗效果。最后以白糖粉吸取煎液，压碎备用，既调和口味，又方便携带。

2. 胃反，食即吐出，上气：芦茅汤（《千金方》）

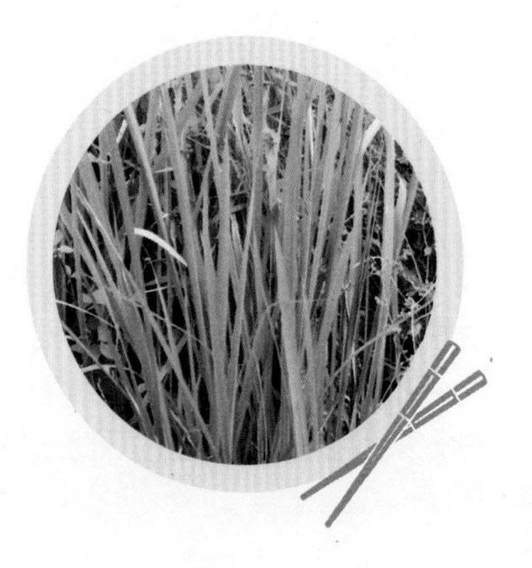

配方 茅根、芦根各30g。

制法 将茅根、芦根切细，添加800mL水，煎至400mL。

服法 热服，一日两次。

效用 清热止呕。适用于胃热呕

吐，食入即吐，胃气上逆。

养生指导 本品可清胃热而止呕，用于胃热不能纳食谷而出现呕吐、食入即吐等症状。方中芦根清热生津，清胃止呕，既可生津止渴，又可和胃止呕。二药相配伍共同清胃热而止呕。

注意事项

1. 体质虚寒者不宜服用白茅根。

2. 因胃寒而呕吐、痰湿停饮者不宜服用。

3. 虚寒性吐血者不宜服用。

4. 不宜长期服用。

鲜芦根

清热止呕

芦根，最早见于《名医别录》，为禾本科多年生草本植物芦苇的干燥地下茎，鲜芦根为芦根的鲜品，全国各地均有生产。芦根既可作为药物也可作为食疗之品。关于芦根的药用价值，有这样一则故事：

江南有个山区，这个地方有个开生药铺的老板，因为方圆百里之内只有他这么一家药铺，所以这个药铺老板也就成了当地的一霸，不管谁生了病都得吃他的药，他要多少钱就得给多少钱。有家穷人的孩子发高烧，病很重。穷人就到药铺一问，药铺老板说退热得吃羚羊角，五分羚羊角就要十两银子。穷人说："求你少要点儿钱吧，这么贵的药咱穷人吃不起呀！"药铺老板说："吃不起就别吃，我还不想卖呢。"穷人没法，只有回家守着孩子痛哭。

这时，门外来了个讨饭的叫花子，听说这家孩子发高烧，家里又穷得买不起那位药铺老板的药，便说："退热不一定非吃羚角不可。"

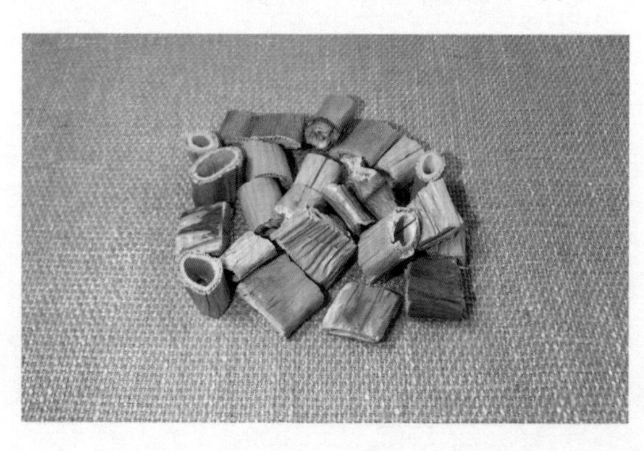

穷人急问:“还有便宜的药吗?”

“有一种药不花一个钱。”

“什么药?”

“你到塘边挖些芦根回来吃。”

“芦根也能治病?”

“准行!”

穷人急忙到水塘边,挖了一些鲜芦根。

他回家煎好给孩子灌下去,孩子果然退了热。

穷人十分高兴,就跟讨饭的叫花子交了朋友。

从此,这里的人们发高烧时就再也用不着去求那家药铺的老板了,芦根成了一味不花钱的中药。(《告诉您每一味中药的来历:讲故事学中药》)

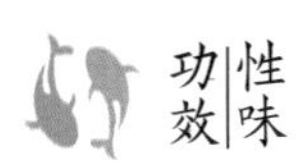

芦根,味甘,性寒,归肺、胃经,其主要功能是清热生津,除烦止呕,排脓利尿。清热生津,除烦止呕是指芦根具有清肺、胃之热,可用于热邪侵袭机体所致的发热、心烦口渴、呕逆。排脓利尿是指芦根清肺热,有一定的祛痰、排脓之功,而且略有利尿之力,可用于湿热淋证及湿热水肿。

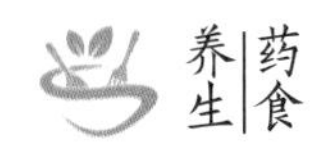

1. 便秘:芦根蜂蜜膏(《蜂蜜杂志》2019年03期)

配方 芦根500g,蜂蜜750g。

制法 先将芦根放入锅中，加入清水5000mL，浸泡4个小时左右，再用慢火煎煮2个小时后去渣，滤取药液大约1000mL；再次慢火加热，将药液浓缩至750mL，再加入蜂蜜煎熬至稠，然后收膏装瓶备用。

服法 使用时，每次取蜜膏30g，用开水冲服，每日服用3次，饭前服用。

效用 清热生津，润燥通便。适用于肠燥便秘者。

养生指导 本品对于体内有热，津液不足，大便不能顺利排出者有较好疗效。方中芦根清热生津，除烦止呕；蜂蜜可补中缓急，润燥解毒。两者合用可润燥通便，清胃与大肠之热。芦根性寒，故脾胃虚寒、湿热痰滞者以及儿童应少量服用。年老体弱及便秘日久的患者，可适当配合灌肠等方法加以治疗。

2. 呕吐：生芦根粥（《食医心鉴》）

配方 鲜芦根100~150g，竹茹15~20g，粳米100g，生姜2片。

制法 取鲜芦根洗净，切成小段，与竹茹同煎取汁，去渣，入粳米同煮粥，粥欲熟时加入生姜，稍煮即可（煮粥宜稀薄）。

服法 热服，每日2次，3~5天为一疗程。

效用 清热除烦，生津止呕。适用于妇女妊娠恶阻以及一切高热引起的口渴心烦、胃热呕吐或呃逆不止等证。

养生指导 本品主要用于因热所致的呕吐。方中竹茹清胃热而止呕，与芦根相配增强清热之功，两者性味均寒，恐伤胃阳，故加入生姜以温中暖胃。以三者汤汁煮粳米可健脾益气，补养身体所需。胃寒呕吐、肺寒咳嗽的病人不宜食用本品。

3. 小儿呕吐、心烦热：生芦根粥（《食医心鉴》）

配方 生芦根50g，红米100g。

制法 生芦根洗净，加水1000mL，煎至700mL，去渣取汁。加入红米煮熟食用。

服法 热服。

效用 清热止呕。适用于小儿呕吐、烦热。

养生指导 本品具有清热除烦止呕的功效。方中芦根清热生津，除烦止呕，配合红米可预防贫血，补充维生素和微量元素，具有较高食用价值。

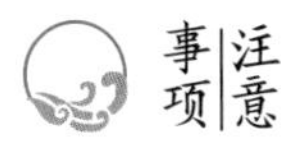

脾胃虚寒人群忌服芦根；因寒呕吐者勿服芦根。

夏枯草

清肝散结

夏枯草，最早见于《神农本草经》，列为下品，历代中医本草均有收载，是一种应用广泛的中药。本品为唇形科植物夏枯草的果穗，夏季当果穗半枯时摘下，晒干。

夏枯草花色紫白，叶似旋覆，生命力旺盛，又有药用价值，故古人亦对其咏赞不已，清代赵瑾叔曾有诗云：

夏枯草

性禀纯阳随处栽，草逢入夏即枯来，
叶同旋覆无殊种，花似丹参一样开。
管使瘿瘤消结气，却教瘰疬未成堆，
厥阴血脉能滋养，目痛肝虚素所推。

诗中提到夏枯草禀纯阳之气，处处有之，得阴气即枯，故逢夏至便枯，叶似旋覆，花似丹参花。其能消瘿瘰疬，还能滋养厥阴血脉，治疗肝虚目痛。

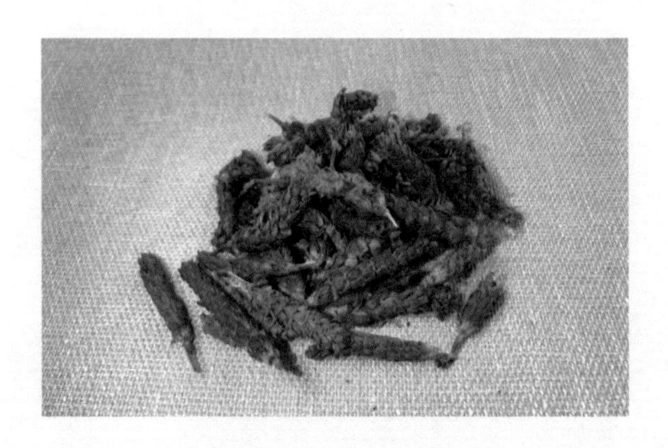

性味功效

夏枯草，味苦，辛，性寒，归肝、胆经，功能清肝泄热，散肿消坚，治瘰疬瘿瘤、血崩带下、白点汗斑诸证。现代医学中常用夏枯草降压、提高免疫、降血糖、抗菌消炎、抗病毒。本品有清肝明目的效果，因其入肝经，对于肝阳上亢引起的头痛、眩晕，也就是现在常说的高血压有很好的效果；也可用于乳腺炎、腮腺炎、淋巴结结核、单纯性甲状腺肿大；对妇科中的排卵障碍性子宫出血、白带异常等也有较好疗效；还能够利尿杀菌，对于小便浑浊、前列腺炎也有不错的效果。其煎剂对痢疾杆菌、伤寒杆菌、霍乱弧菌、大肠杆菌、变形杆菌、绿脓杆菌、葡萄球菌、链球菌有抑制作用，所以对细菌性痢疾、急性扁桃体炎、胸膜炎、急性黄疸型传染性肝炎、肺结核等疾病均有一定疗效。鲜者熬膏佳。

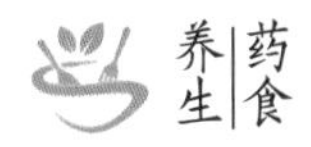

药食养生

1. 高血压：夏枯草绿茶

配方 夏枯草 1 棵、绿茶、蜂蜜少许。

制法 将夏枯草切成小段，与绿茶混匀冲泡，焖约 10 分钟后可酌加红糖或蜂蜜饮用。

服法 每日可反复冲泡，不时呷饮。

效用 清热平肝，降血压。

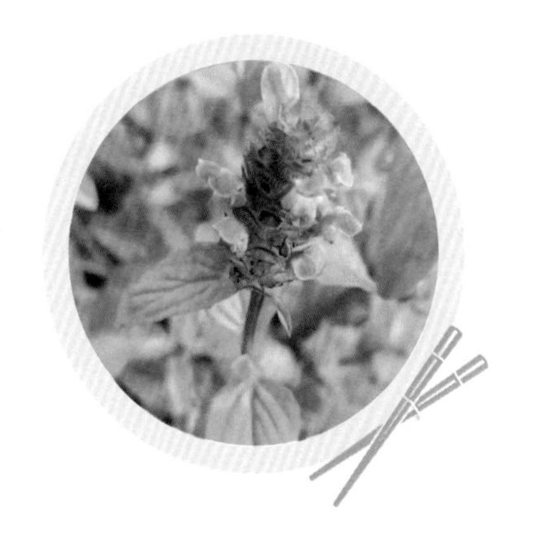

养生指导 本方为民间经验方。夏枯草可凉营泄热；绿茶凉肝

胆，涤热消痰，肃肺胃，明目解渴；蜂蜜味甘质润，能补中益气，养液安神，润肺和营。三者合用，既降肝胆之热，又润肺安神，有降血压的功效。

2. 高血压、肺结核低热：夏枯草煲猪肉（《食物疗法》）

配方 夏枯草 20g，瘦猪肉 50g。

制法 将夏枯草、瘦猪肉（切薄片），放入锅内，文火共煲汤。

服法 每日服 2 次，吃肉，饮汤。

效用 清肝热，散郁结，降血压。适用于高血压及肺结核低热，久服亦有效。

养生指导 猪肉可滋养脏腑，滑润肌肤，补中益气；夏枯草可清肝胆之热，散肿消坚。本品对于高血压及肺结核长期低热有很好的效果，不过猪肉不宜多食，易生痰湿。

3. 腮腺炎：板蓝根夏枯草饮（《经验方》）

配方 板蓝根 30g，夏枯草 20g，白糖适量。

制法 将板蓝根、夏枯草同煎，加白糖适量。

服法 每次 10~20g，每日 3 次。

效用 清热解毒，凉血散结。适用于腮腺炎肿痛发热有硬块者。

养生指导 板蓝根、夏枯草合用可凉血利咽，清热解毒，加白糖和中益肺，舒缓肝气，对于腮腺炎肿痛发热有很好的解热、解毒散结的作用。但要注意此方较寒，不宜久服。

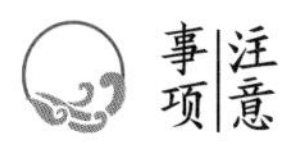

注意事项

1. 湿气重、脾胃虚弱、有风湿疾病人群服食后易造成腹泻或加重病情，故应慎服。

2. 不宜长期服食，会增加肝肾负担。

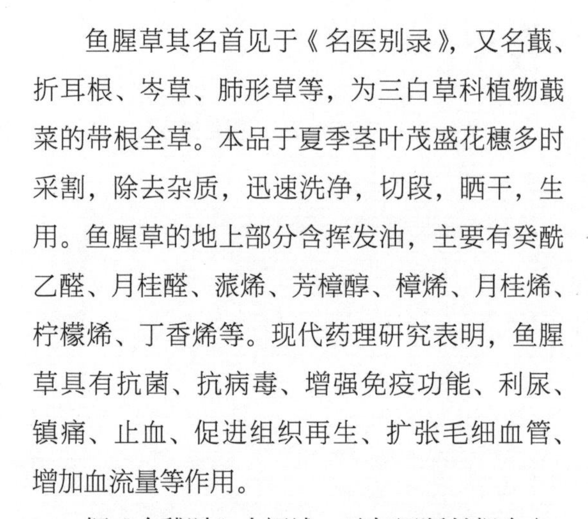

鱼腥草

肺痈脓疡之要药

鱼腥草其名首见于《名医别录》，又名蕺、折耳根、岑草、肺形草等，为三白草科植物蕺菜的带根全草。本品于夏季茎叶茂盛花穗多时采割，除去杂质，迅速洗净，切段，晒干，生用。鱼腥草的地上部分含挥发油，主要有癸酰乙醛、月桂醛、蒎烯、芳樟醇、樟烯、月桂烯、柠檬烯、丁香烯等。现代药理研究表明，鱼腥草具有抗菌、抗病毒、增强免疫功能、利尿、镇痛、止血、促进组织再生、扩张毛细血管、增加血流量等作用。

据《会稽赋》中记述：凶年民断其根食之。是说勾践回国后，因灾荒百姓无粮可食，他便翻山越岭，采得蕺菜，越国上下竟靠这小小的野菜渡过了难关。因这种野菜有鱼的腥气，被勾践命名为“鱼腥草”。宋朝诗人王十朋曾有《咏蕺》一诗：“春风又长新芽甲，好撷青青荐越王。十九年间胆剑尝，盘馐野味当含香。”咏的就是这个典故。

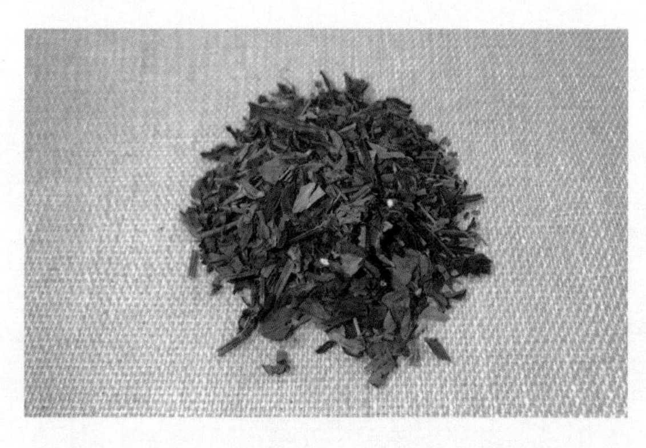

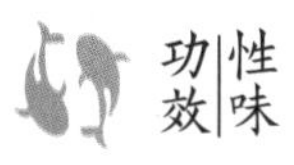

鱼腥草味辛，性微寒，归肺、膀胱、大肠经，具有清热解毒，排脓消痈，利尿通淋的功效，主治肺痈吐脓、痰热喘咳、喉蛾、热痢、痈肿疮毒、热淋等。历代本草对其功效均有记载，如《本草纲目》：“散热毒痈肿”，《本草经疏》：“治痰热壅肺，发为肺痈吐脓血之要药”，《分类草药性》：“治五淋，消水肿，去食积，补虚弱，消鼓胀”。鱼腥草是一种非常好的野菜，可用来凉拌、炒食，凉拌鱼腥草是民间的一道传统佳肴。

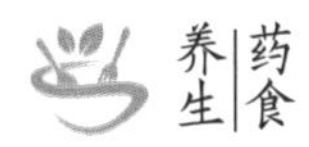

1. 燥热咳嗽：雪梨鱼腥草汤（《肿瘤病中医证治丛书》）

配方 雪梨200g，鱼腥草100g（鲜者250g），冰糖适量。

制法 雪梨洗净去核、切块；鱼腥草加水600mL，烧开后改为文火煎20分钟，弃药渣，加梨、冰糖，文火炖至梨烂即可。

服法 每日分2次服完。连服5天。

效用 清热解毒，止咳化痰，滋阴降火，润肺去燥。对一切肺胃实热证均有效。

养生指导 鱼腥草性寒，雪梨性凉，二者合用，可以清热解毒，缓解身体的燥热状态。鱼腥草、雪梨、冰糖都入肺经，可以润肺止咳。另外，鱼腥草中含有的有效成分可以缓解肌肉紧张，具有镇静的作用，也可以止咳。

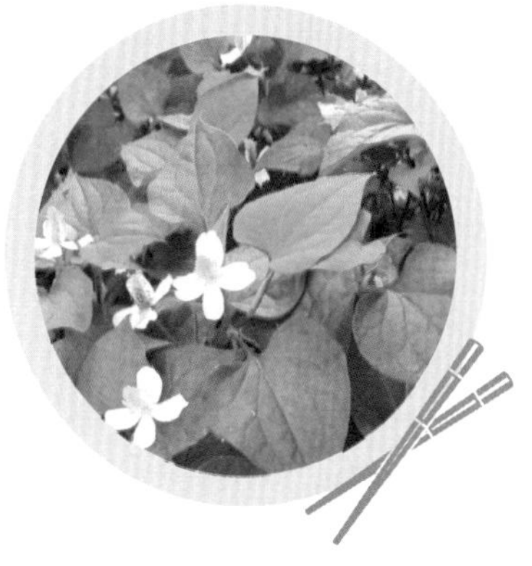

2. 肺痈：鱼腥草拌莴笋（《中国药膳大辞典》）

配方 莴笋 500g，鱼腥草 100g，生姜 6g，葱白 10g，酱油 15g，醋 10g，味精 1g，香油 15g，大蒜 10g，盐适量。

制法 将鱼腥草择去杂质老根，淘洗干净，用沸水略焯后捞出，加盐拌匀腌渍待用；莴笋择去叶子，剥去皮，冲洗之后，切成 3~4cm 的节，再切成粗丝，用食盐腌渍，沥水待用；生姜、葱白，大蒜择洗后分别切成姜末，葱花，蒜末；莴笋丝放盘内，加入鱼腥草，再放入酱油、味精、醋、姜末、葱花、蒜末，调匀入味即成。

服法 佐餐用。

效用 清热解毒，排脓消痈。用于肺痈胸痛，肺热咳嗽，咳痰黄稠，带下量多、质黏气臭，膀胱湿热等。

养生指导 鱼腥草、莴笋功效相似，都可清热、解毒、利湿、排脓。本方可作肺脓肿、急性支气管炎、尿道感染患者之膳食。对于虚寒性体质及疔疮肿疡属阴寒、无红肿热痛者，不宜服食。

注意事项

1. 虚寒证慎服鱼腥草。

2. 疔疮肿疡属阴寒、无红肿热痛者，不宜服用鱼腥草。

栀子

泻热除烦

栀子入药始载于《神农本草经》，列为中品，别名：黄栀子、山栀子、大红栀、林兰、大花栀子、红栀子、黄果树。本品为茜草科植物栀子的干燥成熟果实，9~11 月果实成熟呈红黄色时采收，除去果梗及杂质，蒸制后或置沸水中略烫，取出，干燥。

根据炮制方法的不同，分为：

生栀子：筛去灰屑，拣去杂质，碾碎过筛，或剪去两端。

山栀仁：取净栀子，用剪刀从中间对剖开，剥去外皮取仁。

山栀皮：即生栀子剥下的外果皮。

焦栀子：取碾碎的栀子，置锅内用武火炒至焦糊色，取出，放凉。

栀子炭：取碾碎的栀子，置锅内用武火炒至黑褐色，但须存性，取出，放凉。

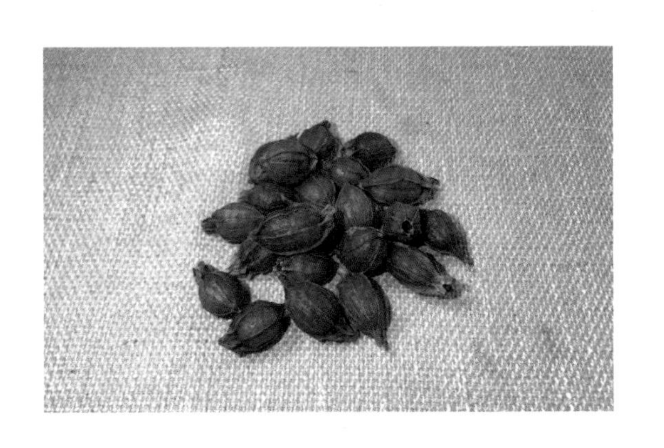

栀子的传说：从前，有位叫栀花的姑娘与一位公子相爱，栀花要求公子金榜题名后方可完婚，不料，公子在进京应试途中被误传淹死，姑娘听到这个噩耗后，不思茶饭，一病不起，一个月后不治而亡。公子金榜题名，荣耀回乡，问起了姑娘，悲痛致死。后来人们打开了姑娘的坟墓，把他们埋在了一起，第二天坟上就长出来一棵小树，上面开满了雪白雪白的花，散发出醉人的清香，人们便以姑娘的“栀”和公子的“子”取名“栀子”。（《讲故事学中药》）

性味功效

栀子味苦、性寒，归心、肝、肺、胃、三焦经，功能清热利湿，泻火除烦，凉血止血，用于热郁胸膈导致的虚烦不眠、黄疸、淋病、消渴、目赤、口舌生疮、头痛、咽痛、吐血、衄血、热迫血行导致的血痢、尿血、热毒疮疡；外用可治疗扭伤肿痛等。

药食养生

1. 急性炎症：栀子仁粥（《中国药膳大辞典》）

配方 栀子仁 3g，大米 50g，白糖适量。

制法 同煮至粥熟，加白糖调味即可。

服法 每日 1 剂，连服 3~5 天。

效用 清热解毒，消肿散结。

养生指导 栀子具有清热、泻火、凉血之功效。本粥适用于急性乳腺炎、急性扁桃体炎、疔疮痈毒、肺热咯血、尿路感染、传染性肝炎、胆囊炎等病证。

2. 肝气不舒、忧郁烦闷、失眠：栀子香附粥

（《快速调理失眠 90 种安眠食谱》）

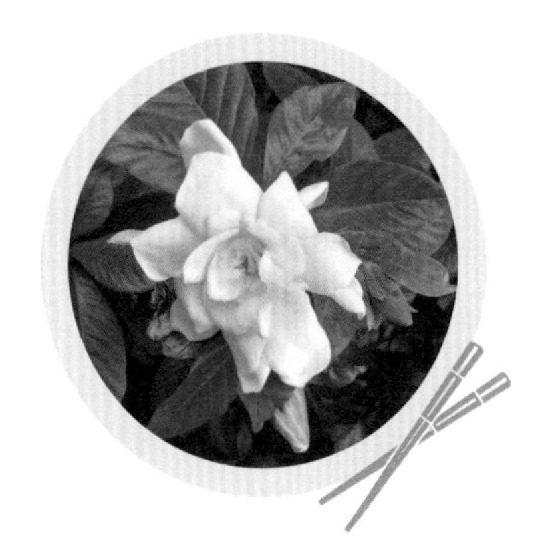

配方 栀子 10g，香附 6g，大米 100g。

制法 先把栀子、香附放入锅中，加适量清水，煎煮后去渣取汁，用药汁与大米一起熬粥。

服法 早、晚分服。

效用 疏肝理气，清热泻火。

养生指导 栀子具有清热泻火、解虚烦的功效；香附具有疏肝解郁、理气宽中的功效。本粥适用于肝气不舒、忧郁烦闷、心悸、失眠者食用。

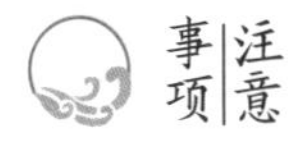

注意事项

脾虚便溏者忌服。

第二章　凉性药食

小蓟

田间地头的创可贴

小蓟首载于《名医别录》，历代本草均有记载，是一种应用广泛的凉血止血药。其为菊科植物刺儿菜的全草或根。《医学衷中参西录》云："小蓟，山东俗名萋萋菜，萋字当为蓟字之转音，奉天俗名枪刀菜，因其多刺如枪刀也。"

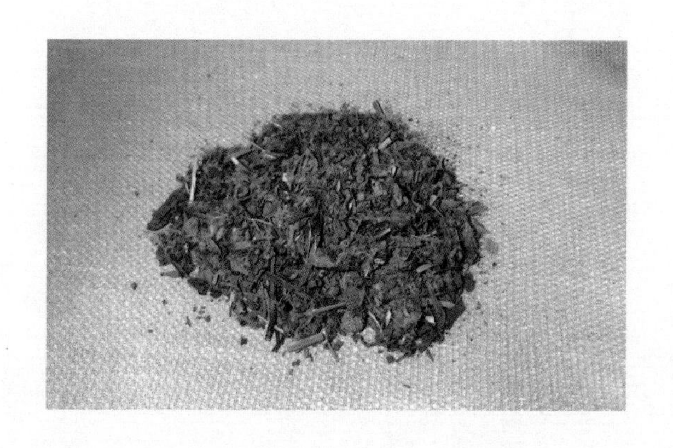

性味功效

小蓟，味甘、苦，性凉，归心、肝经，其主要的功能是凉血止血，祛瘀消肿。凉血止血是指小蓟能够应用于血热引起的各种出血性疾病，如：吐血、衄血、尿血、血淋、便血、血痢、崩中漏下、外伤出血等。《医学衷中参西录》云："鲜小蓟根，性凉濡润，善入血分，最清血分之热，凡咳血、吐血、衄血、二便下血之因热者，服着莫不立愈。"小蓟止血作用主要通过使局部血管收缩，抑制纤溶而发挥效应的。祛瘀消肿是指小蓟能够改善局部血液循环，促进血肿吸收。《本草纲目拾遗》云："小蓟，清火疏风豁痰，解一切疔疮痈疽肿毒。"因此适用于血热、血瘀引起的痈肿疮毒。

关于小蓟，有这样一则故事：一个书生，从小没了父亲，是由母亲一手拉扯大的。这年夏天母亲出现了下肢长疮流脓的怪病。虽然书生每日于床旁伺候周到，但仍然不能阻止疾病的发展。他听说村西边仙隐山上有灵芝仙草能治百病，于是决定第二天去碰碰运气。第二天书生带着药锄登上了云雾缭绕的大山，经苦苦寻觅，终于在一处峭壁看到了灵芝，可在取灵芝的最后一步，书生不慎摔落，把腿划伤了。疼痛难忍之时，他看到旁边一种小草，开着紫色小花，就随手抓了一把，握出汁液撒在伤口上一部分，吞服了一部分，很快就止血了。他有感此药的神奇，于是将其带回家中，捣碎敷于母亲伤口处，很快母亲的疾病就好了。这味神奇的草药就是小蓟。（《讲故事学中药》）

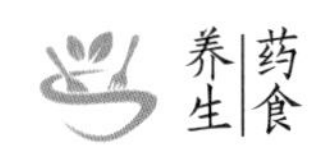

药食养生

1. 血热出血：小蓟速溶饮（《保健药膳》）

配方 鲜小蓟 2500g，白糖 500g。

制法 将鲜小蓟洗净切碎，加水适量，中火煮 1 小时，去渣，以文火浓缩。停火，待温，入白糖吸净药液，冷却晾干，轧粉装瓶即成。

服法 每日可多次频服，不论时间。

效用 凉血止血。适用于血热引起的吐血、衄血、尿血等证。

养生指导 鲜小蓟凉血散瘀，消肿止血；白糖味甘，和中缓急。热毒入血分迫血妄行，可引起各种出血性疾病，法宜凉血止血，上二味合用，对于热毒引起的出血性疾病具有一定的疗效，患者伤口具有红、肿、热、痛的特点，同时伴有小便短赤、大便秘结等症状。

2. 保肝降酶：刺儿菜粥（《食疗本草》）

配方 粳米 100g，小蓟 100g。

制法 将小蓟洗干净，入沸水锅焯过，冷水过凉，捞出后切成片状。粳米淘洗干净，用冷水浸泡半小时，捞出，沥干水分。取砂锅加入冷水、粳米，先用大火煮沸，再改用小火煮至粥将成时，加入小蓟，待粥煮熟后，用盐、味精调味，撒上葱末，淋上香油，即可盛起食用。

服法 将上粥分二等份，早、晚餐时温食。

效用 本品具有清热解毒之功，能够保护肝功能，降低转氨酶的作用。

养生指导 小蓟凉血止血，散瘀解毒，入心、肝二经；粳米味甘、平，生津益胃。二药合用可凉血解毒而不伤胃气。肝炎、黄疸多为湿热内蕴所致，甚则热毒侵入血分，迫血动血，治疗当凉血解毒。临床研究亦发现小蓟对传染性肝炎无严重肝功能病变者具有一定的疗效。

3. 敛血止崩：小蓟饮（《千金方》）

配方 鲜小蓟 50g，生地黄 15g，白术 25g。

制法 先加入适量清水，入生地黄、白术煎汤取汁；将鲜小蓟洗净、切片，研磨取汁，将所得汁液倒入生地黄白术汤中，稍加热，待药液浓缩，放凉后即可服用。

服法 适量温服，每日 3 次，餐后服用。

效用 本品具有凉血散瘀之功，可用于崩漏下血。

养生指导 崩漏下血可因脾虚、肾虚、血热等引起，本品中小蓟、生地黄凉血止血，白术健脾益气，二药合用可治疗妇女脾胃虚弱兼有热毒内蕴之崩漏下血，适用于腹部胀满、纳食减少、便溏、月经提前、经量多、有血块的患者。

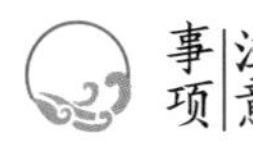

注意事项

1. 脾胃虚寒而无瘀滞者忌食。

2. 刺儿菜含生物碱等物质，常食可致脾胃虚寒，血瘀气滞，故不可多食。

3. 平日常有气短、乏力，懒言等气虚表现之人不可多食小蓟。

西洋参

补气生津

本草典籍中，西洋参始载于《本草从新》，书中言其“苦，寒，微甘”，《医学衷中参西录》记载本品“能补助气分，兼能补益血分，为其性凉而补，凡欲用人参而不受人参之温补者，皆可以此代之”。本品为五加科植物西洋参的根，主产于美国、加拿大，我国东北亦有栽培。

法国牧师的发现——西洋参：大约在康熙年间，西方的牧师来到我国辽东地区传教。在辽东地区他听到了人参的传说，很是感兴趣。之后，他将人参的形态特征和药用价值，并附上他绘制的原植物图，发表在英国皇家协会会刊上。这篇文章被法国的一个传教士看到，他在印第安人的帮助下，在大西洋沿岸丛林中找到了与中国人参相似的野生植物，经巴黎植物学家鉴定，认为二者同属五加科植物，但不同种。为了与中国的人参相区别，人们就把这种采自大西洋沿岸丛林中的神奇植物命名为“西洋参”。(《老年人》2021 年 05 期)

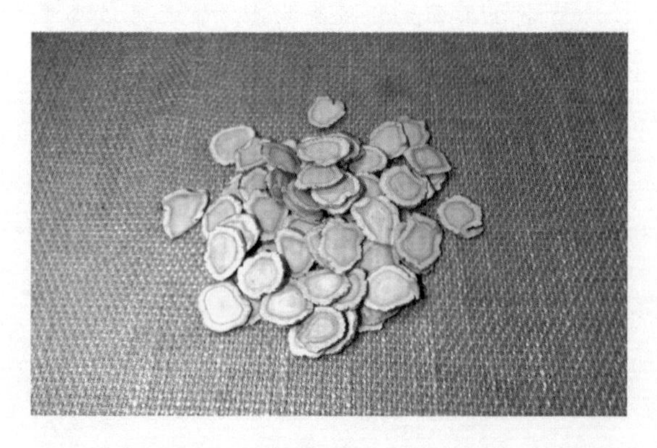

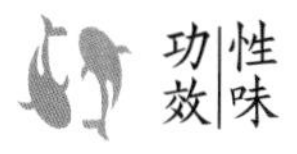

西洋参，味甘、微苦，性凉，其主要功能是补气养阴，清热生津。补气养阴，清热生津是指西洋参能增强人体各个脏器的生理功能，包括提高人体的免疫功能。凡是各脏疾病出现气虚兼有热燥症时，就可考虑运用西洋参。身体严重虚弱伴有津液不足、内生热象的阶段，正是西洋参用药的指征。

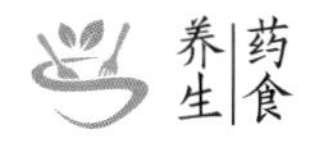

1. 久病体虚：西洋参炖鸡（《中华植物养生堂》）

配方 西洋参 10g，老母鸡 1 只。

制法 老母鸡洗净去内脏，西洋参放进老母鸡腹中，放入砂锅内加水同煮，熟后以生姜、盐调味即成。

服法 将上品分三等份，为三日量，分别于每日午饭前各食一份，吃肉喝汤。

效用 本品有补虚扶正、抗衰老的功效。适合体质虚弱，久病刚愈的人群。

养生指导 老母鸡补元气，西洋参补气生津，两物合用有气血双补、生津的作用，对于大病愈后、正气亏虚表现为气短乏力、少气懒言、自汗、心悸心慌、面色苍白或萎黄者，可以服用本汤调理。

2. 干燥综合征：西洋参枸杞子蜜茶

配方 西洋参 15g，枸杞子 10g，冰糖 30g。

制法 将以上所有的药食材全部放入锅内，加入适量水同煮，煮至沸腾即可饮用。

服法 分别于早晚饭前半小时各饮用一杯，每杯约 300mL。

效用 补气滋阴润燥。适合于易困乏不耐劳累、没有精神的人群，也可用于口咽鼻干燥之人。

养生指导 西洋参补气生津，枸杞子填肾精，冰糖润燥，诸药合用，对于气短乏力、自汗怕风、不耐劳累、腰膝酸软、健忘的人群尤为适宜。

3. 久病虚劳：洋参排骨汤

配方 排骨 200g，西洋参 20g。

制法 排骨洗净，与西洋参共同放入砂锅，加水适量，煮至沸腾，熟后以生姜、盐调味即可。

服法 将上品分成两份，为 2 日量，分别于午饭饭前各服用一次，吃肉喝汤。

效用 本品有补气养血、生津的功效。适合于体质虚弱，免疫力低下的人群。

养生指导 排骨为血肉有情之品，力宏效大，合以西洋参补气养阴，清热生津，补而不燥，对于少气懒言、心慌心悸、面色萎黄、舌红少津、消瘦的患者，本汤是进补的佳品。

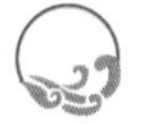

注意事项

1. 对西洋参过敏的人慎用。

2. 脾胃虚寒及风寒感冒等慎用。

3. 用时去芦头；避免与藜芦同时服用。

4. 服用西洋参时，不要吃生萝卜，以免减轻西洋参的补益作用。

罗汉果

神仙果

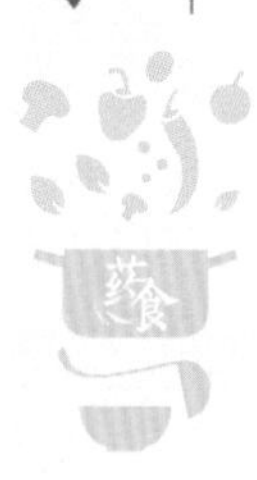

罗汉果的首载本草是《药物出产辨》，在民间被誉为“神仙果”。王延群在《罗汉果——延年益寿神仙果》这篇文章中就讲述了罗汉果为神仙果。本品为葫芦科罗汉果属植物罗汉果的干燥果实，主产于广西，秋季果熟时采摘，烘干刷毛后生用。中医理论认为其具有清肺利咽、化痰止咳、润肠通便的功效。

据说，很久以前，在广西桂林永福县龙江绵延的大山里，有位医术高明的瑶族郎中，姓罗名汉，常年为山里人采药医病。他有一次采药偶然见到一种似瓜非瓜、似果非果的果实，入口清香甘甜，生津提神。于是将其采摘回家，烘干沏茶喝，味极甘甜醇美。山里人以此果煮茶长期饮用，高寿者众多。后来人们为了怀念这位瑶族医生，就把这种可以治病的果实叫作罗汉果。(《罗汉果——延年益寿神仙果》)

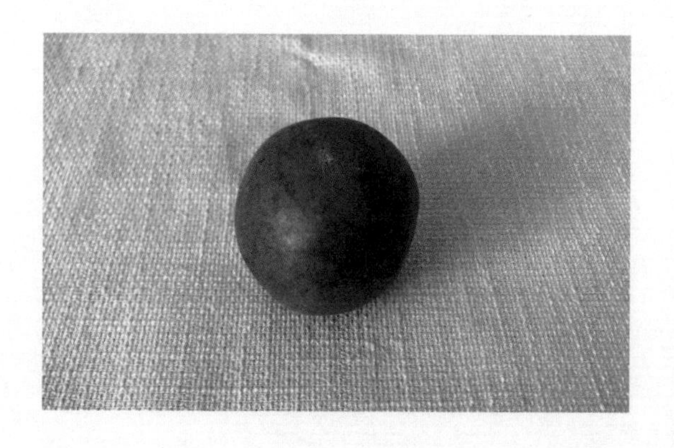

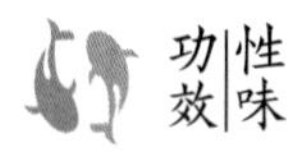

罗汉果，味甘，性凉，归肺、大肠经，其主要功能是清肺利咽，化痰止咳，润肠通便。清肺利咽是指罗汉果性凉，善清肺热，化痰，还可以利咽止痛，常用治咳嗽，可单味煎服，也可泡茶饮。润肠通便是指本品甘润，可生津润肠通便，治疗肠燥便秘。现代药理研究表明，罗汉果水提取物有较明显的镇咳、祛痰作用。

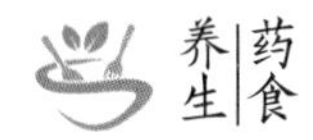

1. 咳嗽：罗汉果炖猪肺（《食疗是最好的偏方》）

配方 猪肺 250g，罗汉果 10 个。

制法 选用成熟的罗汉果，切成薄片；将猪肺切成小块，挤出泡沫，洗净；将二者放入砂锅内，加适量水，置于火上，大火烧开后，改用小火炖煮，煮至肺熟，即可食用。

服法 饭时佐餐，饮汤食肉。

效用 清热凉血，润肺止咳。

养生指导 罗汉果性凉味甘，有清肺利咽、化痰止咳、润肠通便的功效；猪肺性平味甘，有补虚润肺的功效，本方可用于肺热咳嗽、咳痰、咽喉肿痛、便秘等症状。

2. 咽炎：罗汉雪梨羹

配方 罗汉果 1 个，雪梨 1 只。

制法 将雪梨去皮、核，切碎块；罗汉果洗净，共放锅中，加适量水，水煎 30 分钟即可食用。

服法 不时呷饮。

效用 清热滋阴，润喉消炎。

养生指导 罗汉果性凉味甘，有清肺利咽、化痰止咳、润肠通便的功效；雪梨性平味甘，有滋阴润肺的功效。本方可用于治疗急慢性咽炎症见咳嗽、咳痰、咽痛、咽干、音哑、咽喉部异物感等。

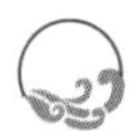

注意事项

1. 风寒咳嗽者忌食。

2. 糖尿病人不宜多食久食。

菊苣

清肝健胃

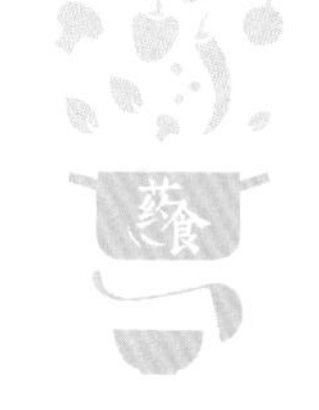

菊苣的本草记载较多，始载于《回回药方三十六卷》，异名为可深、可昔尼、可西尼，又称蓝菊、苦菊、咖啡草，为菊科植物毛菊苣及菊苣的地上部分。菊苣为药食两用植物，叶可调制生菜，根含菊糖及芳香族物质，可提制代用咖啡，促进人体消化器官功能活动，故有“咖啡草”之称。中医理论认为其能清热解毒，利尿消肿，健胃等。本品的不同部位均可供药用，根据性状分别为毛菊苣，毛菊苣根，菊苣，菊苣根。

毛菊苣：茎呈圆柱形，稍弯曲，中空，气微，味咸、微苦。

毛菊苣根：主根呈圆锥形，有侧根和多数须根，质硬不易折断，有时空心，气微，味苦。

菊苣：茎表面近光滑，茎生叶少，长圆状披针形。

菊苣根：表面灰棕色至褐色，粗糙，脱落后呈棕色至棕褐色，有少数侧根和须根。

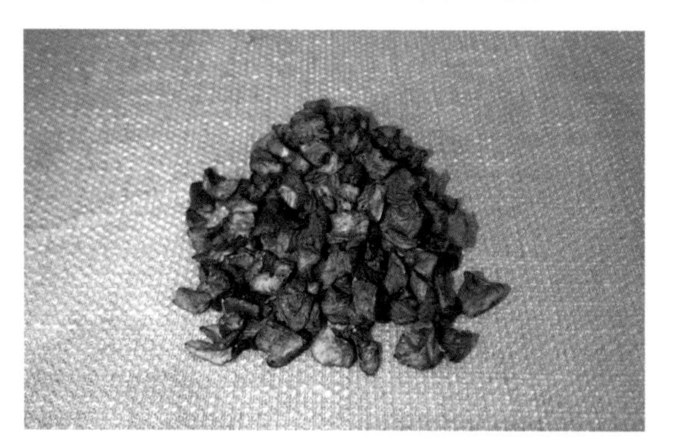

菊苣的古代绝句记载如下：

菊苣

陌野清田满地栽，刺防虫害蝶难来。

秋寒径苦仍团苣，逆浪提纯玉粉开。

性味 功效

菊苣，味微苦、咸，性凉，归肝、胆、胃经，其主要功能是清肝利胆，健胃消食，利尿消肿，主要用于湿热黄疸、胃痛食少、水肿尿少。健胃消食是指菊苣有提高食欲和改善消化功能的作用。现代药理研究表明菊苣所含糖类、有机酸类、生物碱类等，对于降低尿酸作用明显，可以通过利尿作用减轻痛风疼痛，也可用于治疗如食欲不振、胃脘胀痛、湿热黄疸、水肿尿少等疾病。菊苣全身都是宝，其茎叶主要用作高档蔬菜及牧草，根部用来提取菊粉并生产低聚果糖，由于其含有双歧杆菌增殖因子，可用来开发各种功能食品。

药食 养生

1. 肝胆病：菊苣雏鸽汤（《保健食品必读》）

配方 菊苣 10g，雏鸽 1 只，料酒 10g，生姜 10g，葱 5 段。

制法 将菊苣煮水待用；将雏鸽宰杀后去毛及内脏，洗净，切为 4 块，然后入开水中煮熟捞出备用；姜、葱洗净切片。将鸽肉块放入盘中，再放上菊苣水、姜、葱、料酒，加入清酒适量，蒸熟后去姜、葱，加入味精、糖、盐调味即可食用。

服法 温服，饭前饭后半小时均可，日三次。

效用 本品可清肝利胆，健脾消食，利水轻身。

养生指导 本汤为养生保健之汤，虽然药物组成简单，皆为食品，但可以延缓衰老，壮腰健肾。生姜、葱、料酒皆为佐料，但均为辛温之品。全方配伍可温胃祛寒，效果俱佳。

2. 津液缺乏：火腿上汤菊苣（《图解〈本草纲目〉养生》）

配方 菊苣 250g，火腿片 30g，蒜瓣 25g。

制法 菊苣洗净，飞水沥干，蒜瓣炸黄。将上汤烧开放盐，放入火腿片、菊苣、味精烧沸去末即可。

服法 温服，饭前饭后半小时均可，日三次。

效用 止渴生津。

养生指导 菊苣苦、咸、凉，蒜瓣辛温，火腿可以改善视力、强壮筋骨，三者煎煮不仅美味，且养生保健，生津止渴。

3. 中暑、目暗不明、高血压：菊苣苦瓜排骨汤（《图解〈本草纲目〉养生》）

配方 菊苣 10g，苦瓜 50g，排骨 300g，清水 1000mL。

制法 菊苣洗净，苦瓜切片，排骨剁成小块，炖锅内加入适量水烧开后放入排骨，武火煮 10 分钟，打去浮沫，再文火炖半小时，后加入苦瓜与菊苣熟后即可。

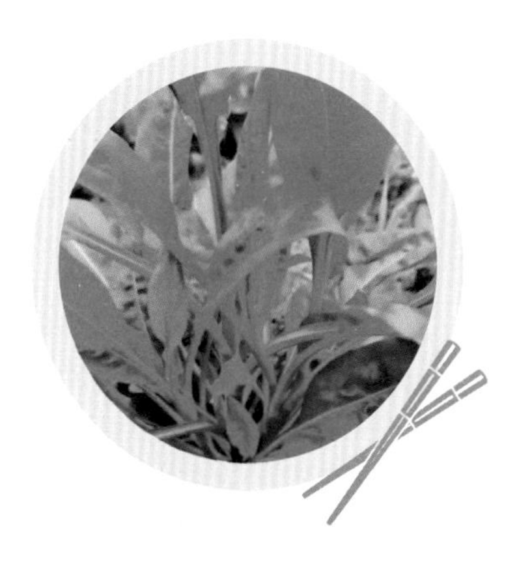

服法 温服，饭前饭后半小时均可。

效用 本品味鲜清淡，可消暑止渴，明目降压。

养生指导 菊苣咸凉，本身具有清热、解毒、利胆、利尿作用，苦瓜也是凉品，能够清热解暑、养血益气、滋阴明目，两者皆为辛凉之药，加上排骨补肾强骨，使肾精充足。本品可以起到祛暑、降压、明目之效。

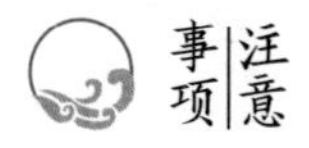

1. 孕妇或哺乳期女性不能服用菊苣，因为菊苣有诱发月经来潮和诱导流产的作用。

2. 本品有一定的毒性，不可过量食用。

清热凉血

余甘子

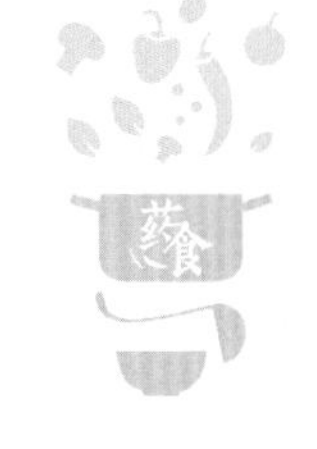

余甘子最早记载于东汉杨孚《异物志》(公元二世纪)，言其“盐蒸之，尤美，可多食”。唐代苏敬《新修本草》(659 年)有余甘子在本草典籍的早期记载:“庵摩勒，味苦、甘，寒，无毒。主风虚热气。一名余甘。生岭南交、广、爱等州。”其果实呈球形或扁球形，表面棕褐色至墨绿色，口感酸甜酥脆而微涩，回味甘甜，故名余甘，又名油甘子、牛甘果、庵罗果等。余甘子的药用部位是大戟科植物余甘子的干燥成熟果实。据记载，大诗人苏东坡在《游白水书付过》中写道:“到家，二鼓矣。复与过饮酒，食余甘，煮菜，顾影颓然，不复能寐。”苏东坡是出了名的喜欢吃的诗人，诗中记载了其饮酒后还有嚼余甘子的习惯。由此可见，余甘子是一味既可药用又可食用的好植物。

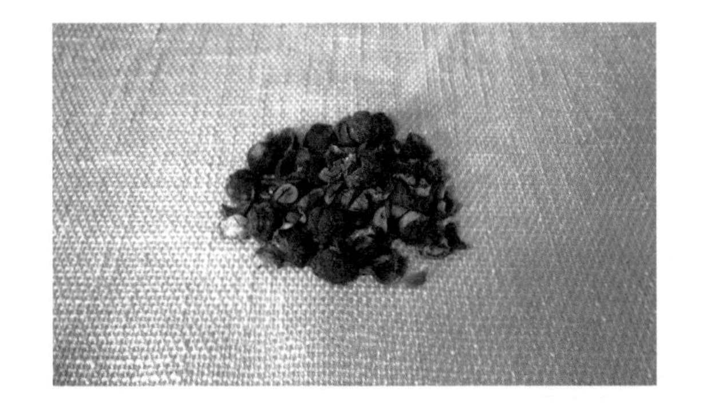

性味功效

余甘子，味甘、酸、涩，性凉，归肺、胃经，其主要功能是清热凉血，可以治疗感冒发热、咳嗽、咽干等证。现代研究表明，余甘子还有降脂和抗动脉粥样硬化作用，《本草纲目》中记载本品“久服轻身，延年生长”。余甘子还具有抗衰老、防癌抗癌、抗菌消炎镇痛、保肝等多方面作用，是一味特别好的药食同源的植物。

余甘子初入口中味道并不太好，有股酸涩的味道，但是嚼着嚼着，就会发现满口清香，回味甘甜，完美地诠释了什么是“苦尽甘来”。现如今，余甘子还被卫健委列为既是食品又是药品的健康水果，被联合国卫生组织指定为在世界范围推广种植的保健植物，凭实力冲出了国门，走向了世界，是现代公认的“天然维生素丸”。

药食养生

1. 解“苦夏”：余甘子煲猪肉（《羊城晚报》2017 年 07 期）

配方 余甘子 10 个，蜜枣 3 个，瘦猪肉 300g，生姜 3 片。

制法 将备好的猪肉洗净切块，蜜枣去核，余甘子洗净，一起放入砂锅中，加入适量清水后用大火烧开，然后改小火慢熬 1 小时，最后加入适量食盐调味。

服法 佐餐食用。

效用 除烦生津，甘润益气。

养生指导 俗话说，冷在三九，热在三伏。进入三伏后，人就容易“苦夏”，常表现为：胃口下降、身体乏力、疲倦、精神不振等。自古就有夏吃酸的说法，适量的酸能健胃、祛湿防病、促进营养的吸收，所以吃酸可解“苦夏”。吃余甘子是吃它的果皮，水分不多却富含多种维生素、氨基酸、微量元素。但是，余甘子性凉，脾胃虚寒者不宜食用。

2. 高血压：余甘子果生食（《福建药物志》）

配方 余甘子鲜果 5~8 枚。

服法 生吃，每日 2 次。

效用 本品可降压。适用于血压高人群的日常保健。

养生指导 据《中国药典》记载，余甘子可清热凉血，健胃消食，降血压，降血脂，治疗心脑血管疾病。其富含丰富的维生素、氨基酸、微量元素、脂肪酸等，经常食用余甘果汁、粉，既能降低血浆胆固醇浓度，又能有效抑制动脉硬化，同时还能促进毛细血管及小血管增生，改善冠状动脉血液循环，减少血栓形成，防治冠心病。另外余甘子性凉，若平时吃寒冷饮食或受寒可引起胃痛、腹痛、腹泻等，脾胃虚寒者慎服。

注意事项

1. 余甘子性凉，脾胃虚寒者不宜食用。

2. 余甘子含有一些微量物质，有收敛作用，故孕妇不宜食用，会导致其消化功能减退，引发便秘。

薄荷

夜息香

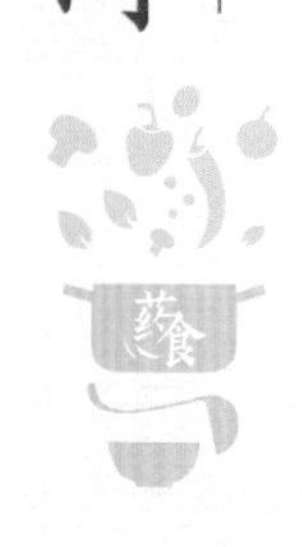

薄荷最早见于《唐本草》，又叫“野薄荷”“夜息香”，还有一个“银丹草”的土名。薄荷是世界上三大香料之一，是药食两用的草本植物，以身干、无根、叶多、色绿、气味浓者为佳。各个品种大多数都是以它独有的香味来命名，如今人们最熟悉的是黑胡椒薄荷、绿薄荷、苹果薄荷、香水薄荷等品种。

黑胡椒薄荷：又称欧薄荷，它的叶边深而锐，呈锯齿样，气味明显，是一种被广泛种植的杂交薄荷，原产欧洲，可广泛用于食物调味料的加工。

苹果薄荷：也称为毛茸薄荷、香薄荷，为薄荷属下的一种，主产于欧洲西部和地中海西部，为多年生长草本植物，主要用于烹饪和绿化。

香水薄荷：为宿根科草本植物，花蓝色，叶似唇形，原产于欧洲，具有芳香、清凉的气味，喜温暖气候，香味较浓可以去除异味，还

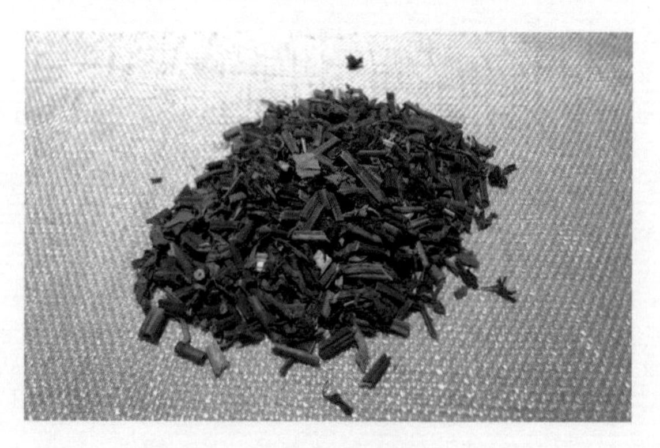

可以泡水喝，提神醒脑。

薄荷统领牙膏江湖的来历：有记载以来，人类就为了自己发明了用于清新口气的材料和牙齿磨合剂。在19世纪牙膏发明前都是用碎贝壳或砖灰来刷牙和清洗牙龈，为了清新口气，中世纪的人会把药草磨碎加入他们的牙齿清洁剂中，当时薄荷只是其中的一种，其他的增加香气的还有迷迭香、荷兰芹、鼠尾草等，有的人甚至会嚼孜然、豆蔻、茴香等来清洁口腔，所以一开口便是一股烧烤味。到20世纪时，口腔护理产品有了工业化生产，漱口水开始流行，一家糖果公司的广告借势营销，声称要有好口气仅仅用漱口水是不够的，还应该随时嚼一块口香糖保持清新，而这种口香糖主要的味道就是薄荷。于是乎，薄荷就被加入牙膏中了，其自带的这种冰冰爽爽的体验感，被越来越多的人接受为口气清新的标准，秒杀了众多草药，统领了牙膏江湖。(《民间传说——薄荷》)

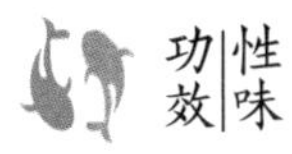

性味功效

薄荷，味辛，性凉，入肺、肝两经。其主要功能是散风热利咽，清利头目，透疹。薄荷有发散风热、清利头目的作用，既能兴奋中枢神经，使周围毛细血管扩张而散热，促进汗腺分泌，增强细胞代谢活力，还能增加呼吸道黏液，减少泡沫痰。薄荷所含的儿茶酚胺酸可以抗菌清热消炎，其主要成分是薄荷脑和薄荷素油，可以舒缓肌肤使皮肤黏膜产生清凉的感觉，外用可改善皮肤不适及疼痛，内服可刺激胃肠道分泌消化液，促进胃肠蠕动，排出体内的湿热之邪。本品可缓解腹胀感，故胃肠湿热证也可以加减应用。

养生药食

1. 皮肤油腻色斑：薄荷茉莉粥（《一味药增颜值》）

配方 干薄荷 5g，茉莉花 5g，粳米 100g。

制法 粳米先淘净备用。将薄荷、茉莉花放入砂锅，加水适量，先煎煮 20 分钟，滤汁留汤，汤中倒入粳米，小火慢煮 40 分钟至粥黏稠即成。

服法 以上早晚两次服用，一个疗程 20 天，夏季食用最佳。

效用 疏肝，健脾，养颜。适用于皮肤油腻不洁或出现色斑及色素沉着、心烦气躁、紧张性头痛、口臭等人群。

养生指导 薄荷可以清凉爽肤，杀菌抑痘，去除皮肤油腻及污物；粳米健脾祛湿；茉莉花可以安神，除臭，净肤。三者搭配可以使肌肤清凉洁净、白皙。

2. 夏季湿热痤疮：薄荷柠檬茶（《民间小验方》）

配方 鲜薄荷 5g，柠檬 1 片，绿茶 5g。

制法 将绿茶、薄荷放入杯中，用沸水泡开，焖至稍温凉后，投入柠檬片即可饮用。

服法 可多次冲泡，代茶频饮，或者加入适量的白糖饮用。表虚汗多者不宜饮用。

效用 清热解毒，改善肤质。适用于体质燥热或湿热毒火壅盛所致的面部油腻不净、痘疮脓肿、黑斑及色素沉着等人群。

养生指导 薄荷散风热，可起到消炎的作用；柠檬富含维生素 C，可美肤，消除黑斑；绿茶可以清热解毒。三者合用，可以排毒养颜、美白、除疹痘、祛斑。

3. 中风恢复期口眼歪斜：荆芥薄荷粥（《饮膳正要》）

配方 荆芥10g，薄荷10g，白粟米60g。

制法 荆芥、薄荷放碗内，加水1000mL，浸泡半日，煮取800mL。去渣纳米煮粥，米熟即可。

服法 粥成空腹服用，早晚均可服，中风恢复期口眼㖞斜患者需长期服用。

效用 发散风邪，补中益气。适用于中风所致言语謇涩、精神昏愦、口面歪斜等证。

养生指导 本品为民间常用补气祛风的小方子。常人尤其老年人中风或病后康复患者多用。其中荆芥、薄荷，祛风散邪；配以白粟米养胃益气外，还可生津止渴，利小便。适用于中风以风邪为主的口眼歪斜病证。

注意事项

1. 薄荷含挥发油，其发散力强，故体虚多汗者禁用。

2. 阴虚发热的病人慎用或禁用。

3. 哺乳期妇女应该慎用，因发散力强。

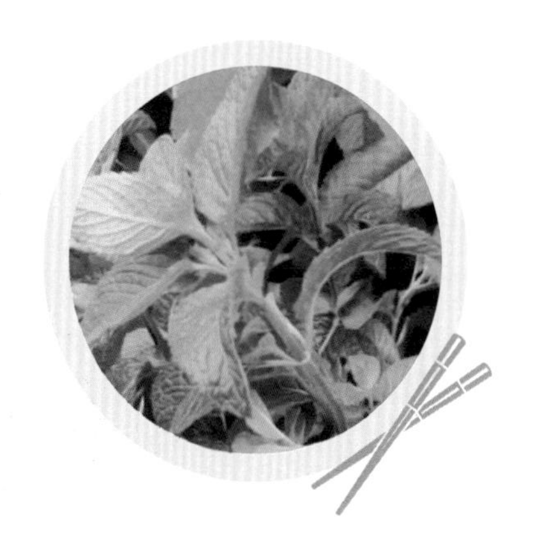

薏苡仁

世界禾本植物之王

薏苡仁最早见于《神农本草经》，列为上品。由于其营养价值高，被誉为“世界禾本植物之王”，在欧洲被尊称为“生命健康之禾”，在日本被列为防癌食品。本品对于久病体虚之人、病后恢复期的患者、孕妇、儿童都是较好的药用食物，可以经常服用。

关于薏苡仁的故事：据《后汉书·马援列传》载，东汉时，南方多瘴气，伏波将军马援，奉汉光武帝刘秀之命，远征交趾（今两广和越南中北部一带）平定南疆叛乱。由于水土不服，众多将士都染上了脚气，表现为手足无力、疼痛、下肢水肿等，马援采用薏苡仁煎水服食而愈。战胜后，马援载一车薏苡仁引种，但被人诬告说他搜刮“明珠文犀”。马援当众将薏苡仁倒入桂林漓江之中，谣言不攻自破。后人为纪念清廉奉公的将军，将此山称为伏波山，山中洞称为还珠洞，这就是现在漓江边上的“伏波

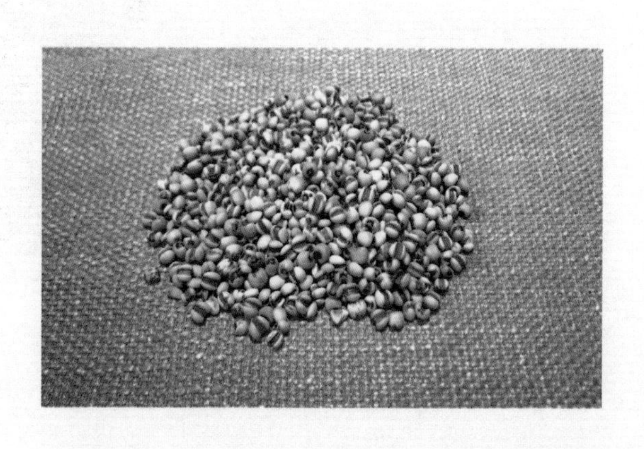

胜境”。(《薏苡仁的传说故事》)

性味功效

薏苡仁，味甘、淡，性凉，归脾、胃、肺经，其主要功能是健脾止泻，利水渗湿，清热排脓。健脾止泻，利水渗湿即调节脾胃的运化功能，促进水液的排出，增强机体免疫力。清热排脓指薏苡仁可清泄肺中邪热。研究表明薏苡仁能促进血液和水分的新陈代谢，有利尿、消肿等效果。现代药理研究发现，此药具有抗肿瘤、阻止或降低横纹肌痉挛、兴奋子宫、降血糖、解热、镇静、镇痛等作用，现多用该药治疗慢性腹泻、化脓性肺炎、痤疮、带状疱疹、膝关节积液、病毒性心肌炎等多种疾病。据古代医书《神农本草经》记载，凡是筋脉拘挛，不能屈伸之风湿性痹证，均可考虑运用薏苡仁。

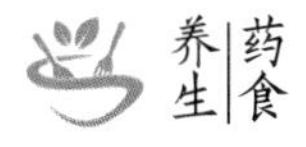

药食养生

1. 湿热黄疸：薏米粥（《薏米的功效及食用方法》）

配方 薏米 60g。

制法 薏米 60g，加清水浸泡半天，煮约 1 小时即成。

服法 以上为一次用量，黄疸湿重于热型应早晚服用直至痊愈。

效用 健脾利水除湿。适用于湿重于热的黄疸病人。

养生指导 本品为健脾利水除湿的方子。长期脾虚的人，久病失于调治，导致脾运化功能减弱，水排出不畅郁阻体内，湿热郁结导致黄疸，湿重于热，法宜健脾利水除湿。方中仅一味薏苡仁，健脾利水除湿，长期服用效果较好，本方健脾祛湿力平和，男女老少都宜使用，可用于黄疸（湿重于热型），也可以和鸡肉一起煲汤。

阴虚内热病人勿用。

2. 腹泻湿疹：薏苡莲子百合粥（《民间验方》）

配方 薏苡仁 50g，莲子 30g（去心），百合 20g。

制法 薏苡仁放小碗内备用；先将莲子、百合放入砂锅中煮烂，再与薏苡仁 50g 同煮约半小时，用适量红糖或蜂蜜调味即可食用。

服法 以上为 2 次量，可早晚服用，大便经常溏泻不调的朋友可作为长期食疗的药膳。

效用 健脾祛湿，清肺止痒，健肤美容。适用于大便溏泻，下肢湿疹，面部痤疮等。

养生指导 本品为脾胃虚弱，大便经常溏泻不调的常用方。方中薏苡仁健脾利湿止泻；莲子补脾止泻止带，养心安神；百合清肺热，安心定志，养五脏。三者合用，共奏健脾除湿止泻、清热止痒之功。本品健脾除湿力较强，可治疗脾胃虚弱的泄泻、湿郁肌肤之湿疹。

3. 脾虚湿盛湿疹：瓜皮薏米粥（《食疗是最好的偏方》）

配方 冬瓜皮 30g，薏苡仁 30g。

制法 冬瓜皮洗净，与薏苡仁同放锅中，加水适量煮粥。

服法 煮熟即可服用，每日一付，早晚分 2 次服，7~10 付一个疗程。

效用 健脾渗湿，利水消肿。适用于脾虚湿盛之湿疹等证。

养生指导 本品为脾胃虚弱湿盛时的常用小偏方。常人尤其是脾胃虚弱的肥胖及湿疹患者多用。其中，冬瓜皮味甘，性凉，长于利水消肿，薏苡仁健脾除湿，两药合用共奏健脾除湿之功。本方可以长期服用。

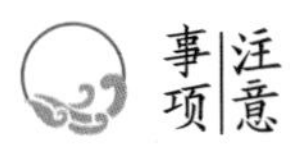

1. 薏苡仁性凉，虚寒体质不宜长期服用。

2. 本品力缓，宜多服久服，脾虚无湿、大便燥结者及孕妇慎服。

葛根

退热止泻

葛根最早见于《神农本草经》，列为中品，为豆科植物野葛的干燥根，习称野葛。葛根是中国南方一些省区的一种常食蔬菜，其味甘凉可口，常作煲汤之用，也可作为药物应用。

葛根作为药材治疗疾病有相当悠久的历史，相传东晋升平年间，著名的道教理论家、医学家、养生家葛洪携弟子选取灵山秀水之地，铸炉炼丹，修炼道行。炼丹过程中，有弟子不慎感染丹毒，毒火攻心，身出红疹。葛洪尝试了多种草药医治而无效，心中痛苦。一夜梦中，得三清教祖为其指点迷津："此山深处长有一青藤，根如白茹，渣似丝麻，榨出的白液，清秀中略带甘甜。可解丹毒。"次日，葛洪独往深山中寻觅青藤，费尽周折，终于发现大片青藤，他选取一根钵盘粗的大藤根带回家后用锤敲碎，挤出白浆，煮熟给弟子服下，不几日弟子病愈。此后，人均传青藤根汁能解毒治病。得葛洪指点后，人们纷纷上山采挖青藤或作药用，或作食用，或用来

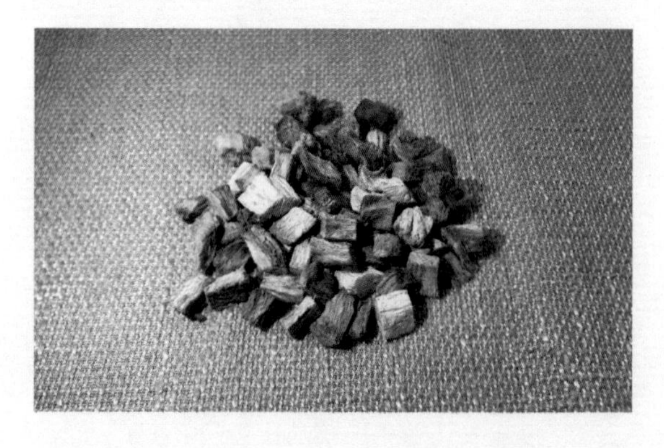

织布缝衣，并采种繁殖，一时间青藤名声大噪。人不知青藤其名，只知其初为葛洪寻觅以治病救人之物，故命青藤为“葛”。至此，此植物为“葛”，而葛之根部则称之为“葛根”。

性味功效

葛根，味甘、辛，性凉，归肺、脾、胃经，其主要功能是解肌退热，透疹，生津止渴，升阳止泻。解肌退热，透疹是指葛根可以使人体在感受外邪侵袭后发热，促进体温恢复正常，同时可以帮助麻疹透发的作用。据《本草汇言》记载，葛根可以发散表邪，退热。所以当感冒发烧项背强痛或者麻疹不出时可以用葛根。生津止渴，升阳止泻是指葛根具有助机体津液化生和输布以达到止渴的功效，并能够升达阳气，使津液随气升而上达，达到止泻的作用。《本草纲目》记载葛根为阳明经药，兼入脾经，可生津止渴，同时又可以升发清阳，促进脾胃清阳之气上升而达到止泻作用，故可治疗发热口渴、消渴、脾虚泄泻等疾病。

药食养生

1. 糖尿病——口干烦热：葛粉饭（《圣济总录》）

配方 葛粉 60g，粟米饭 800g。

制法 上二味，先以水浸饭，后滤出粟米饭，于葛粉中拌匀，再蒸一炊饭久。

服法 取出任意食之。

效用 清热生津。本品治消渴口干，胸中伏热，心烦躁闷。

养生指导 本品为滋阴润燥方。胃为水谷之海，主腐熟水谷，脾为后天之本，主运化，为胃行其津液。脾胃受燥热所伤，胃火炽盛，脾阴不足，则口渴多饮、多食善饥。粟米具有和中、益肾、除热、解毒之功效，常用于脾胃虚热、反胃呕吐、消渴等。加以葛根生津，肺胃阴津充足可濡养脏腑，使津液正常输布，缓解口干心烦。

2. 小儿发热、呕吐：葛根粥（《太平圣惠方》）

配方 葛根 30g（锉），粳米 50g，少量生姜、蜜。

制法 上味用水 500mL，煎至 150mL，去滓，下米作粥，入生姜、蜜各少许。

服法 根据小儿食量，每日 3~4 次。

效用 疏风清热，和中止呕，镇惊止痛。治疗小儿风热、呕吐、头痛、惊啼。

养生指导 小儿风热感冒夹惊，邪犯肺卫，则发热重，恶寒轻，偶伴头痛咳嗽、呕吐。法宜疏风清热解表，和中止呕。方中以葛根、粳米为主，葛根解热止呕，通经活络；粳米补益肺气，生津润燥；以生姜为辅佐，降逆止呕，疏风散邪；蜜润燥解毒，祛邪定惊。四者合用，共成疏风清热、和中止呕、镇惊止痛之方。

3. 中风：葛根荆芥方（《食治养老方》）

配方 葛粉 75g，荆芥 12g，豉 200g。

制法 上以葛粉如常作之。煎二味取汁煮之。下葱、椒、五味、臛头（另外浇盖菜馔上的花絮，是一道菜上面的佐料，它一般用肉烧制而成）。

服法 空腹服之，二服将息为效。忌猪肉、荞麦。

效用 升阳益气，活血祛风，化痰通络。治老人中风，言语謇涩，精神昏瞶，手足不仁，缓弱不遂。

养生指导 老年人中风或病后康复患者多用。老年人气虚血瘀，脉络不畅，或劳倦内伤，功能脏腑失调，内生痰浊瘀血，适逢肝风上窜，风痰夹瘀，瘀滞脑络，发为中风。葛根升阳发表解肌，通经活络；荆芥散寒发表，祛湿除风；豉入足太阴脾经，调和脏腑，涌吐浊瘀。三者合用，可使脑梗死后遗症等症状改善。

4. 小儿麻疹：银菊葛根粥（《食疗是最好的偏方》）

配方 金银花30g，杭菊花15g，葛根25g，粳米50g，冰糖适量。

制法 先将上三味药煎水，去渣取汁，与粳米煮粥，调入冰糖。

服法 每日1~2次，温热服。

效用 清热解毒透疹。适用于麻疹出疹期。

养生指导 本品适用于小儿麻疹初起，可助疹透发。方中金银花清热解毒，疏散风热；杭菊花疏散风热，清热解毒；同时葛根解毒透疹；三药性寒凉，故加用粳米固护胃气。以冰糖适量调和口味，易于小儿服用。

注意事项

1. 葛根中含有大量的葛根素、花生酸、蛋白质以及氨基酸等，服用后可以促进身体健康。葛根性凉，一些低血糖患者、孕妇、儿童以及肠胃虚寒的人群，最好不要服用葛根。

2. 葛根粉不能与杏仁同食，否则会引起身体不适。

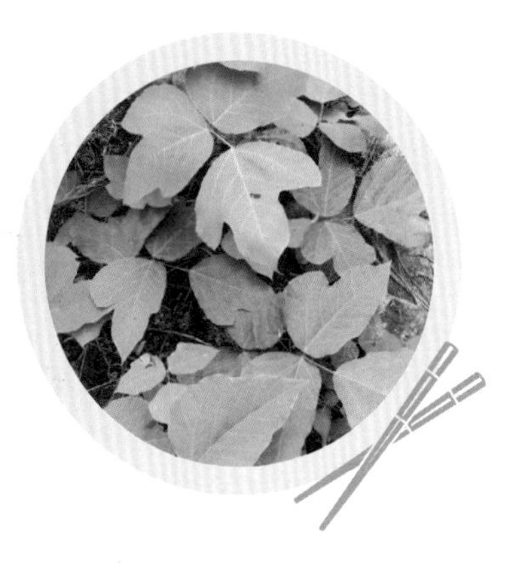

布渣叶

清热消食

布渣叶药用历史最早见于清·何克谏所著的岭南本草书籍《生草药性备要》，书曰:“味酸，性平，无毒。解一切蛊胀，清黄气，消热毒。作茶饮，去食积，又名布渣。”其后，道光年刊行的另一部岭南本草专著《本草求原》中才以“布渣叶”为正名收载。本品为椴树科植物破布叶的叶，夏、秋采收带幼枝的叶，晒干，又称蓑衣子、破布叶、麻布叶，生于山谷、平地、斜坡的丛林中。

布渣叶又叫“破布叶”，由于其可清热利湿，故在我国南方地区有较久的做茶饮历史。现在王老吉、加多宝、和其正、邓老凉茶、广东凉茶、甘和茶、六和茶、十味溪黄草颗粒、仙草爽等凉茶中都含有布渣叶。

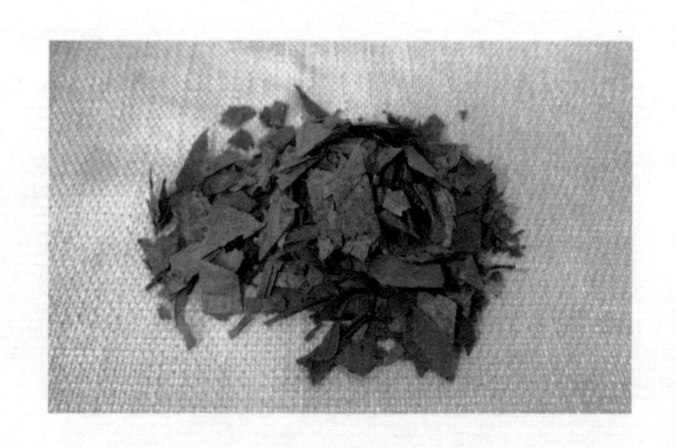

性味功效

布渣叶，味酸，性凉，归脾、胃经，可清热解毒，消食积，用治感冒、消化不良、腹胀、黄疸、蜈蚣咬伤等。布渣叶含有生物碱、有机酸、糖类、酚类和鞣质等。现代研究发现，布渣叶水提取液能显著降低小肠对胆固醇的吸收，促进小肠蠕动，促消化，且有比较好的利湿退黄、解热镇痛作用；布渣叶提取物作为活性成分的成纤维细胞助长剂，可用作添加剂加入皮肤美容剂、食品、饮料中，防止皮肤的老化。

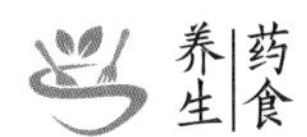

药食养生

1. 疏肝祛黄：破布叶冰糖草汤（《中国民族民间医药杂志》1998年总30期）

配方 布渣叶、冰糖草、牛筋草、土茵陈、竹节黄、黄牛茶、鸡矢藤、东风桔梗、白背根、岗稔根各30g，白糖适量（小儿酌减）。

制法 上药水煎，每日分3~6次冲白糖服。

服法 每次饮1茶杯，连服30剂。

效用 疏肝利水，祛湿退黄，清热解毒。

养生指导 布渣叶清热利湿，健胃消滞；鸡矢藤消食化积，活血止痛；茵陈清热利湿，退黄疸，加之竹节黄、黄牛茶、白背根等进一步化湿健脾，柔肝疏肝；东风桔梗宣散肺气；岗稔根止痛；佐白糖以润肺和中。诸物合用，有良好的健脾疏肝、祛湿退黄等作用，可有效治疗急性黄疸型肝炎。

2. 消化不良：布渣汤（《新医学》1970 年 03 期）

配方 布渣叶 30g，辣蓼 15g，番石榴叶 20g。

制法 将布渣叶、辣蓼、番石榴叶放入锅中，水开放凉后即可饮用。

服法 代茶饮用。

效用 健脾开胃，去积消滞。本品适合消化不良者饮用。如果小儿消化不良，腹部胀满，不思乳食，大便酸臭，亦可用此汤作食疗。

养生指导 本方为民间方。布渣叶、番石榴叶清热解毒，消积，辣蓼也可健脾祛湿，止痛止渴。此食疗方用材简单，价格便宜，口味清淡，适合成人及小儿饮用。

3. 食积不化：火炭母布渣叶鲫鱼汤

配方 火炭母 15g，布渣叶 15g，鸡矢藤 30g，生麦芽 30g，茯苓 30g，红枣 3 枚，生姜 3 片，白鲫鱼 2 条（约 750g）。

制法 白鲫鱼 2 条洗净，煎至两面金黄色（煎时洒点白酒）；红枣去核，连同洗净的其他食材一齐置于砂锅内，加入清水 2500mL、白酒少许，用武火煮沸后改用文火熬 1.5 小时，精盐调味，即可。

服法 代餐食用。小儿脾虚肝郁，食积不化时服用此汤。

效用 健脾疏肝，消食化积，去湿解毒，活血舒筋。

养生指导 民间方，火炭母清热利湿，凉血解毒，平肝明目，活血舒筋；布渣叶清热利湿，健胃消滞；鸡矢藤消食化积，活血止痛；生麦芽健脾和胃，疏肝行气；茯苓利水渗湿，健脾宁心；搭配性味甘平，功能健脾和胃，利水消肿，通利血脉的白鲫鱼；佐姜、枣以调和脾胃。诸物合用，有良好的健脾疏肝、消食化积、去湿解毒、活血舒筋等作用，适宜于岭南潮湿春季一般人群服食。也可用于脾虚肝郁，食积不化，湿毒内蕴所致诸证的辅助治疗。

4. 小儿积滞：布渣脚金鸭肾汤

配方 布渣叶 15g，独脚金 15g，蜜枣若干，白萝卜半个、鲜鸭肾（带鸭肾衣）适量。

制法 将布渣叶、独脚金、蜜枣洗净，白萝卜去皮切大块，备用。将鲜鸭肾洗净，加水 2 大碗，先用猛火褒至水滚，然后放入所有材料，水开后改用中火褒一个半小时，下盐调味即可饮用。

服法 本品适合 0~4 岁小孩饮用，如果宝宝呕奶，腹部胀满，不思乳食，大便酸臭，可用此汤做食疗。

效用 健脾开胃，去积消滞。

养生指导 民间方，布渣叶、独脚金合用可清热解毒，消积；白萝卜利五脏，消食下气；鸭肾可消食健胃，滋阴养脾；佐以蜜枣调味。此食疗方用材简单，口味清淡，适合小儿饮用。

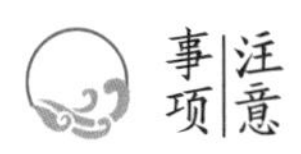

1. 偏寒性，阳虚体质慎服。
2. 体虚、脾胃虚弱、便秘人群不宜服用。
3. 孕妇慎用。

胖大海

清热利咽

现存古籍中，最早记载胖大海的是清代赵学敏所著《本草纲目拾遗》（1765 年）。它是梧桐科植物胖大海的成熟果子，本身是一种食物，但因其具有显著的药效，常被作为药食同源食物，用于辅助治疗慢性咽炎等咽喉疾病。

有关胖大海的传说如下：

在古代，有个叫朋大海的青年跟着叔父经常乘船从海上到安南（今越南）大洞山采药。大洞山有一种神奇的青果能治喉病，给喉病病人带来了福音。但大洞山上有许许多多野兽毒蛇出没，一不小心就会丧命。朋大海很懂事，深知穷人的疾苦，他和叔父用采回来的药给穷人治病，少收或不收钱，穷人对大海叔侄非常感激。

有一次叔父病了，大海一人到安南大洞山采药，一去几个月不回来，父老乡亲们不知出了什么事。等叔父病好了，便到安南大洞山了解缘由。叔父回来后说："据当地人传说，去年

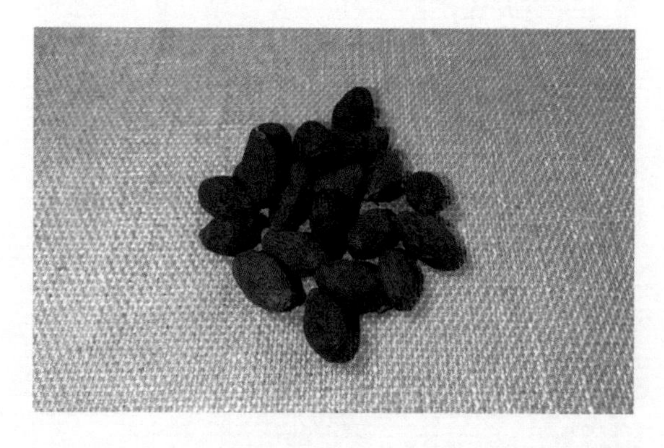

有一个和我口音相似的青年采药时，被白蟒吃掉了。”大海的父母听了大哭，邻友们跟着伤心流泪，说他为百姓而死，大家会永远记住他，便将青果改称“朋大海”，又由于大海生前比较胖，也有人叫“胖大海”。(《药食两用话中药》)

性味功效

胖大海味甘、淡，性凉，归肺、大肠经，可清热润肺，利咽，清肠通便，主治干咳无痰、咽喉肿痛、音哑、牙痛、热结便秘。《本草纲目拾遗》:“治火闭痘，并治一切热症劳伤，吐衄下血，消毒去暑，时行赤眼，风火牙疼，虫积下食，痔疮漏管，干咳无痰，骨蒸内热，三焦火症。”《本草正义》:“善于开宣肺气，并能通泄皮毛，风邪外闭，不问为寒为热，并皆主之。亦能开音治喑，爽嗽豁痰。”胖大海中含有半乳糖、阿拉伯糖、半乳糖醛酸、半乳糖乙酸、胖大海素、西黄芪胶黏素等成分，现代药理研究表明，胖大海具有泻下、降压、抗炎、解痉、止痛、利尿等作用。

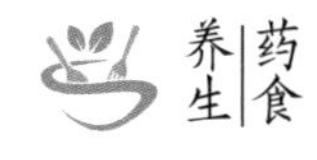

药食养生

1. 急性扁桃体炎：胖大海甘草茶（《中国药膳大辞典》）

配方 胖大海 6g，甘草 2~3 片。

制法 将材料加入沸水冲泡，焖 10 分钟后即可饮用。

服法 不时呷饮。

效用 清热润肺，利咽消肿。适用于声带使用过度，如讲话太久或大吼大叫后，咽喉发炎、水肿而疼痛的情况。

养生指导 胖大海属性偏寒，味道甘美，能够入肺经与大肠经。当风热入侵肺脏时，就会出现发热、微恶风寒、鼻塞涕浊、口干而渴、咽喉红肿疼痛、咳嗽、痰黄黏稠、舌苔薄黄等症状，这时，饮用胖大海甘草茶是最适宜的。另外，由于本品有小毒，并不适用于平时润肺利咽的保养茶饮，不可久服，应中病即止。

2. 便秘：胖大海茶（《胃肠病居家调养保健百科》）

配方 胖大海 5 枚。

制法 取胖大海 5 枚，放在茶杯或碗里，用沸水约 150mL 冲泡 15 分钟，待其胀大。

服法 少量分次频频饮服，并将胀大的胖大海食下，胖大海核仁勿食。

效用 润肠通便。

养生指导 胖大海泡茶口感甘甜，其性偏寒，入大肠经，具有清热润肠的功效，适用于燥热便秘。注意：因胖大海有小毒，不建议长期饮用。

注意事项

1. 脾胃虚寒泄泻者慎用胖大海，以免加重腹泻，损伤元气。

2. 风寒感冒引起的咳嗽、咽喉肿痛，表现为恶寒怕冷、体质虚弱、咳白黏痰者，不宜用胖大海。

3. 现代药理研究表明，胖大海有降压作用，低血压的人不宜长期服用。

4. 临床上曾有胖大海过敏的报道，表现为全身皮肤瘙痒，弥漫性潮红，周身布满大丘疹及风团，口唇水肿，伴有头晕、心慌、胸闷、恶心、血压下降，严重者可危及生命，需注意。

第三章　平性药食

山药

神仙之食

山药,《神农本草经》列为上品。本品为多年生缠绕草本植物薯蓣的块茎，多生长在山野向阳处，于秋冬之交时采摘。山药全国各地均有生产，以河南怀庆府（今河南省焦作市、济源市和新乡市的原阳县所辖地域）产者为佳，俗称怀山药。

《〈神农本草经〉药物古今临床应用解读》上载：山药原名薯蓣，宋代寇宗奭考证，据本草文献记载，唐代一个皇帝叫李豫，因避讳豫，改名为薯药。宋代一位皇帝叫赵曙，因避讳曙，又改薯药为山药。

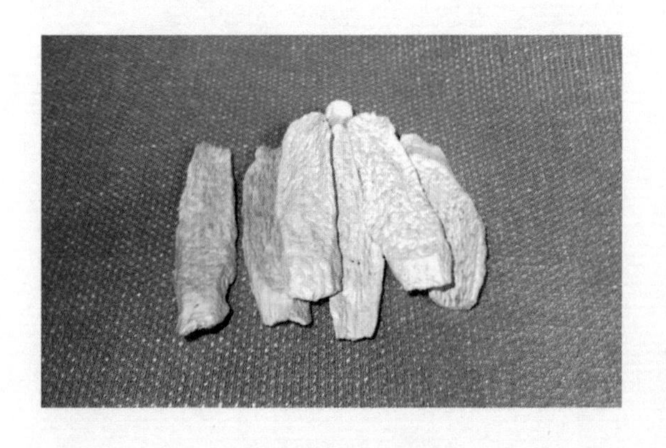

性味功效

山药，味甘，性平，归脾、肺、肾经，其主要功能是补脾益肺，补肾涩精。补脾益肺是指山药能够增强脾胃的运化能力，补充津液，润肺止咳。主要用于脾虚食少、倦怠乏力、便溏泄泻、肺虚喘咳等证，相当于现代的消化不良、慢性胃肠炎属脾胃虚弱者，支气管炎属肺肾两虚者。现代药理研究发现山药具有刺激小肠运动，促进肠管内容物排空的作用；肾上腺素所致的肠管紧张性降低，山药能使其恢复节律。《神农本草经》言本品“补中，益气力，长肌肉”。补肾涩精指山药能够增强人体的生殖机能，可用于治疗慢性肾炎、尿频、遗精等症状。中医认为肾气为一身元气之根，主水液代谢，主生殖，因此通过补益肾气可起到治疗生殖系统疾病的作用。

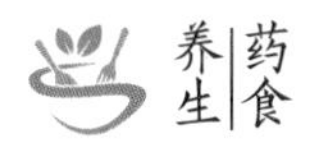

药食养生

1. 脾虚不思饮食：山芋丸（《圣济总录》）

配方 山药50g，白术50g，人参6g。

制法 上三味，打粉研磨为细末，入面粉中，加入适量清水糊为丸状，如小豆大，入蒸锅蒸熟。

服法 每服三十丸，饭前温水服下。

效用 本品健脾益气，开胃进食。适用于脾胃虚弱引起的纳食不馨、脘腹胀满、食少泄泻等证。

养生指导 脾胃位居中焦，为脏腑运转之枢轴，上可布散气血津液，下可转运食物糟粕。脾胃虚弱，气机停而不行，则出现食欲欠佳、少食即饱、腹部胀满等症，宜健脾益气。方中山药补益脾胃，白术燥湿健脾，人参大补元气，三药合用可健脾益气，增进食欲，对于术后康复、因过食生冷而出现不思饮食、小儿食欲欠佳者皆可服用。

2. 脾虚久咳、泄泻：山药保健茶（《中华上品药材养生大全》）

配方 山药100g。

制法 山药切为薄片，入砂锅中加清水适量，煎30分钟即可。

服法 不拘时间，随时可代茶饮。

效用 补脾益肺，固肾益精。适用于脾胃虚弱引起的体倦食少、大便稀溏。肺脾气虚，久咳不愈者亦可服用。

养生指导 本品单用山药煎煮泡茶，食用方便。山药可以补脾益肺，固肾益精，适用于脾虚泄泻、食少浮肿、肺虚咳喘、消渴、遗精、带下、肾虚尿频，外用治痈肿、瘰疬等证。《本草正》：“山药，能健脾补虚，滋精固肾，治诸虚百损，疗五劳七伤。其气轻性缓，非堪专任，故补脾肺必主参、术，补肾水必君茱、地。”山药对于滋补肺、脾、肾脏皆有帮助，久咳、久泻、带下量多、小便清长量多之人皆可少量饮用。

3. 脾胃虚寒腹痛、腹泻：山药粥（《饮膳正要》）

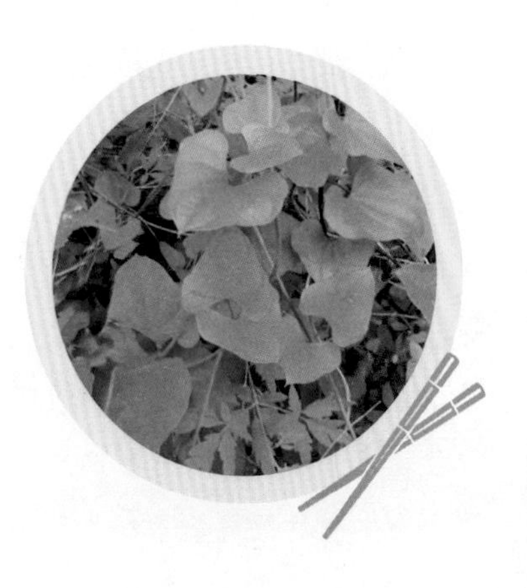

配方 羊肉500g，山药500g。

制法 羊肉煮烂熟，研磨成肉泥；山药煮熟，研磨成泥。肉汤内下山药泥、羊肉泥、大米，煮粥。

服法 每日适量空腹食之。

效用 温补脾胃，生津止咳。适用于脾胃虚寒引起的不思饮食、纳呆便溏、腹胀腹痛等证。

养生指导 本方中山药补益脾、肺、肾，可用于治疗各种虚损性疾病；羊肉甘、温，具有温补脾胃、生津益气的功效。两物合用，对于脾胃虚寒引起的腹部冷痛、畏寒怕冷、泻水样便具有一定的疗效。但羊肉性温，不可多食，多食易上火。

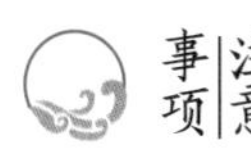

注意事项

1. 生山药含有毒素，不宜生吃。

2. 山药皮中的黏液里有植物碱，部分人接触会引起过敏而全身发痒，在处理时应当避免直接接触。

3. 山药里的成分有收敛作用，所以患有感冒、便秘的患者忌食。

4. 山药不能与甘遂同食。山药补肾健脾润肺，甘遂峻下逐水，能刺激肠管，增加肠蠕动，产生泻下作用，这两者作用是截然相反的，不可一起服用。

灵芝

仙草

有研究发现《神农本草经》是记载现代生物学意义上的灵芝的最早文献，其中所记载的赤芝便是现在所言之灵芝。灵芝在《道藏》这本书内被称为“仙草”，又有瑞草、神芝、瑶草、还阳草、林中灵等十多种别名，是一种多孔菌科真菌赤芝的干燥子实体。灵芝一般生长在湿度高且光线昏暗的山林中，主要生长在腐树或是其树木的根部。在明代大医学家李时珍编著的《本草纲目》中就有灵芝的记载。

白娘子盗仙草救夫的故事:《白蛇传》在我国是一个家喻户晓的神话故事，话说白娘子是修炼成仙的蛇精，法海和尚认为人和妖怪或神仙是不能结婚的，所以千方百计地破坏白娘子和许仙的婚姻。在法海的鼓动下，端午节这天，许仙硬劝白娘子喝下了雄黄酒，白娘子现出了原形，许仙被吓死了。身怀六甲的白娘子为救自己的丈夫，冒着生命危险，前往峨眉山盗取

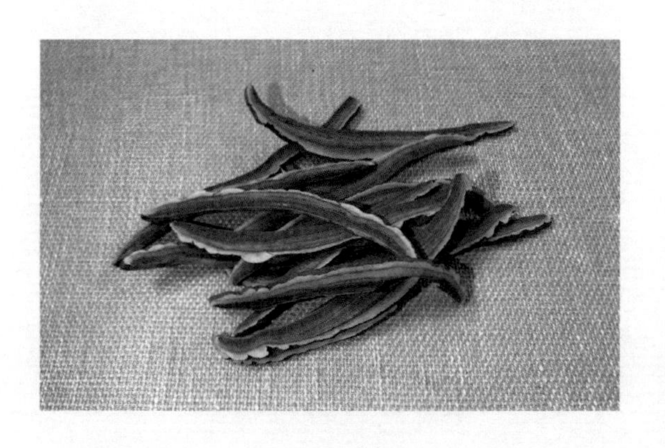

仙草。峨眉山南极仙翁怜其救夫心切，赠送仙草，救活了许仙。（《宝藏》2017 年 04 期）

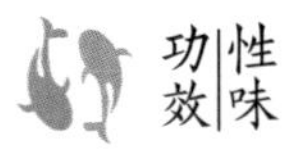

性味
功效

灵芝，味甘，性平，归心、肺、肝、肾经，其主要功效是补气安神，止咳平喘。本品具有强身健体的功效，含多糖、三萜类、油脂类、多种氨基酸及蛋白质类、酶类、有机锗及多种微量元素等。灵芝多糖具有免疫调节、降血糖、降血脂、抗氧化、抗衰老及抗肿瘤作用；三萜类化合物能净化血液，保护肝功能。灵芝多种制剂具有镇静、抗惊厥、强心、抗心律失常、降压、镇咳平喘作用。此外，灵芝还有抗凝血、抑制血小板聚集及抗过敏作用。《本草纲目》记载灵芝有“疗虚劳”的作用，正好与灵芝的现代研究相符合。

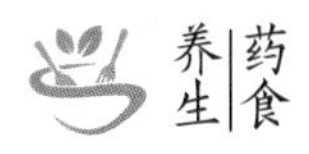

药食
养生

1. 糖尿病三多症：灵芝南瓜粥（《中国食疗大全》）

配方 灵芝 15g，南瓜 30g。

制法 灵芝、南瓜一同放入砂锅内，煮至南瓜烂熟即可。

服法 将上品分为两份，分别于早晚饭前各食用一次，饮汤食灵芝、南瓜。

效用 补脾胃，降血糖。

养生指导 南瓜性温味甘，入脾胃经，具有补中益气、解毒杀虫的功效，现代研究发现南瓜具有保护胃黏膜、降血糖、降血压的作用。灵芝具有补气安神的功效。两者合用，适用于糖尿病食欲亢进，多饮多尿者。

2. 强身健体，延缓衰老：灵芝鸡汤

配方 灵芝 30g，鸡 1 只。

制法 灵芝 30g（不用洗，以免将灵芝上面的孢子粉洗去），鸡 1 只去皮洗净，除去鸡头鸡尾，将灵芝放入鸡腹内，放入砂锅中，加入适量水，煮至肉烂，按照自己口味加入盐调味即可。

服法 上品为两日量，分别于午饭时佐餐食用，饮汤食肉。

效用 本品可增强免疫力，延缓衰老。

养生指导 灵芝鸡汤是广东传统的名肴。灵芝补气安神，增强人体免疫力；鸡肉温中补脾，益气养血，富含蛋白质、脂肪、钙、磷、铁等营养物质。所以灵芝鸡汤可增强人体免疫力，延缓衰老。

3. 久病体虚：灵芝酒（《中国食疗大全》）

配方 灵芝 100g，白酒 500mL。

制法 灵芝洗净切块，浸泡酒中，封闭放置 7 日后即可饮用。

服法 分别于每天早晚饭前半小时各饮用 10mL。

效用 本品有益气和营的作用。

养生指导 中医认为白酒活血化瘀，疏通经络，振奋阳气；灵芝补气安神，疗虚损。灵芝泡酒是素体虚弱、怕冷咳嗽、痰多气喘、手足怕冷人群日常保健不错的选择。

注意事项

1. 实证及外感初起者忌用。

2. 过敏体质者慎用。

天麻

定风草

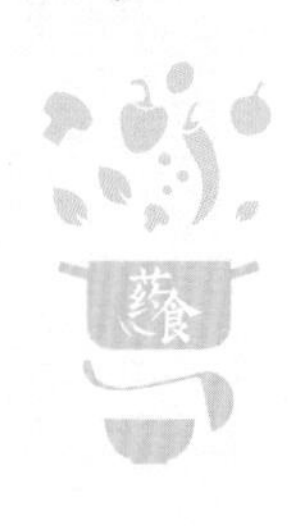

天麻，在《神农本草经》上被记载为赤箭，且列为上品。“天麻”二字最早见于《开宝本草》，明·李时珍在《本草纲目》中首次将二者进行了合并，称:“天麻即赤箭之根”并称天麻为“定风草”。本品历代中医本草均有广泛收载，为一种临床应用广泛的中药。天麻为兰科属腐生草本植物，中医理论认为其主要作用为息风止痉、平抑肝阳、祛风通络。

天麻的传说：相传在神农架下住着一户姓高的人家，这户人家有一个漂亮的女儿，年方十八，名玉兰。有一天玉兰的母亲得了重病，头痛难忍，医生束手无策。玉兰发誓，谁若能治好她的母病，便以身相许。王孙公子听了都很高兴，纷纷请医送药，然而玉兰母亲的病仍不见起色。一天夜里，玉兰梦见一位白发老翁对她说:“若要治好母亲之病，非神农架下天马（麻）不可，天马到来之日，便是洞房花烛之

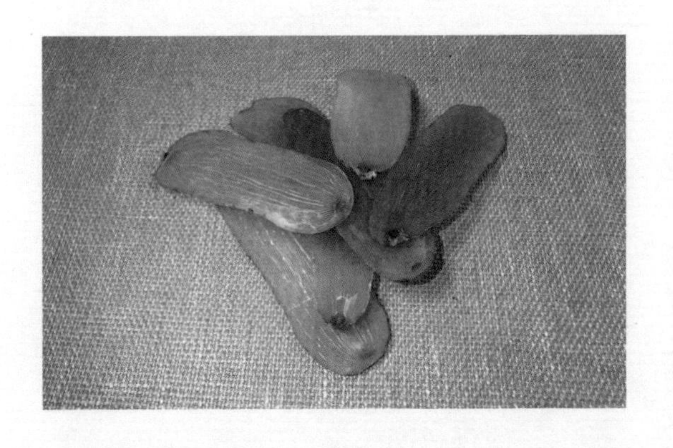

时。”玉兰把梦告诉父亲，父亲便张榜招能采得“天马”者为女婿。这时看榜的人中走出一位青年，他叫青山，当场揭了红榜，献上天马(麻)。玉兰立马将天麻煎成汤，喂母亲服下，母亲病势大减。青山又去深山找来了天麻给玉兰的母亲服用，玉兰的母亲痊愈后，玉兰嫁给了青山，俩人过上了幸福的生活。(《食用菌》1987年02期)

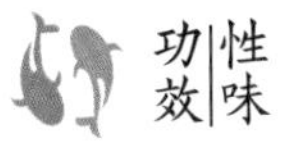

天麻，味甘，性平，归肝经，其主要功能是息风止痉，平抑肝阳，祛风通络。息风止痉指天麻能平息肝风，解除痉挛抽搐；平抑肝阳指天麻能抑制肝阳上亢；祛风通络指天麻能祛除风邪，疏通经络。

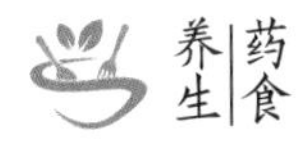

1. 虚人头晕：天麻鲫鱼汤（《二十四节气养生食方》）

配方 天麻5g，茯苓10g，川芎50g，鲜鲫鱼500g。

制法 鲫鱼去鳞，剖腹去鳃和内脏后洗净，从鱼背部切开分为两半，每一半切数段，将天麻、茯苓、川芎放入温水中泡发，夹在鱼块中，然后放入料酒、姜、葱、加入适量清汤，上笼蒸30分钟即可食用。

服法 将上品分别于早晚饭前各食用一次，饮汤食肉。

效用 补中祛湿，滋阴强体。

养生指导 天麻有祛风通络的作用，茯苓健脾胃，川芎行气血，鲫鱼可以利水消肿，通血脉，健脾胃。诸味药食合用，具有补中祛湿、止晕定眩之功效。本品对于眩晕、头痛、手足麻木有很好的保健作用。

2. 虚人头痛头晕：天麻乳鸽汤

配方 天麻 30g，乳鸽 1 只。

制法 天麻温水洗净，乳鸽清洗干净，两者一同放入砂锅内，加入适量的水炖煮至肉烂，加入调料调味。

服法 饭前半小时食用，饮汤食肉。

效用 养血益肝，息风止痉。适用于偏正头痛及高血压之头晕目眩、肢体麻木。

养生指导 中医认为鸽子具有补肝肾、强筋骨、益精血的作用，天麻具有息风止痉、平抑肝阳的作用，两者炖汤，适用于高血压引起的头晕、肢体麻木等不适症状。

3. 神经衰弱：天麻鲢鱼头

配方 天麻 20g，鲢鱼头 1 个。

制法 天麻洗净，鲢鱼头洗净去鳃，一同放入砂锅内，加水、葱、姜，上笼蒸熟即可。

服法 饭前半小时食用，饮汤食脑。

效用 补脑益智。

养生指导 天麻有息风止痉、平抑肝阳、祛风通络的作用，鲢鱼头性温，味甘，有补虚散寒的功效，主治头晕、风寒头痛等。二者合用，可补脑益智。用于神经衰弱、梅尼埃病、小儿发育不良、老年眩晕耳鸣等。

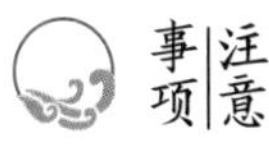

注意事项

1. 气血两虚，非风邪上扰者忌用。

2. 津液衰少、血虚、阴虚者忌用。

3. 过敏体质者忌用。

4. 孕妇不宜单味药大量长期服用。

郁李仁

通便利水

郁李仁，最早见于《神农本草经》，列为下品，为治疗便秘的常用药，历代中医本草多有收录。中医理论认为其作用为润燥滑肠，下气，利水。郁李仁因炮制方法不同，分为生郁李仁、炒郁李仁、蜜郁李仁。

生郁李仁：取原药材，除去杂质，用时捣碎。生品行气通便力较强，常用于气滞肠燥的便秘。

炒郁李仁：取净郁李仁置锅中，用文火加热，炒至深黄色并有香气逸出时，取出放凉。炒郁李仁常用于利小便、消水肿。

蜜郁李仁：取净郁李仁，按一般蜜炙法进行炮制。蜜郁李仁润肠作用较强，常用于肠燥便秘。

郁李仁又叫常棣、郁里仁、山樱桃等，其花实俱香，实如小李，具有润燥滑肠、下气行滞、利水消肿的功效。关于常棣，有一段典故：

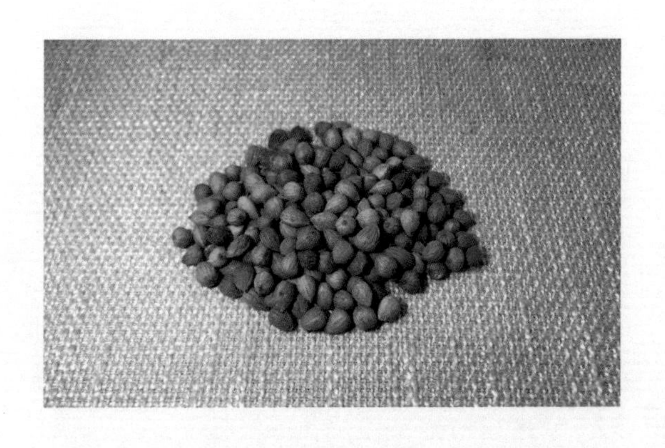

常棣也叫棠棣，其花有个特点，花萼上承下覆，有亲密之义，常被用来比喻兄弟。郭沫若所写的历史剧《棠棣之花》歌颂了战国时期四大刺客之一聂政的侠义精神，其事迹在《史记》《资治通鉴》等书中均有记载。

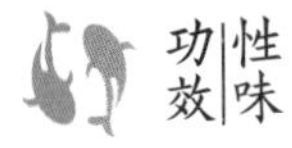

性味功效

郁李仁，味辛、苦、甘，性平，归脾、大肠、小肠经，其主要功能是润肠通便，利水消肿。润肠通便是指本品油润多脂，而且润肠之中还有行大肠之气的作用，常与火麻仁、柏子仁、杏仁等润肠药同用，用于大肠气滞，肠燥便秘之证，如五仁丸（《世医得效方》）。利水消肿是指本品对泌尿系统具有兴奋、促进作用，能提高肾脏生理功能，加速排尿，缓解组织间隙的水肿，常与桑白皮、赤小豆等利水消肿药同用，如郁李仁汤（《圣济总录》）。

药食养生

1. 通便消肿：郁李仁粥

（《食医心鉴》）

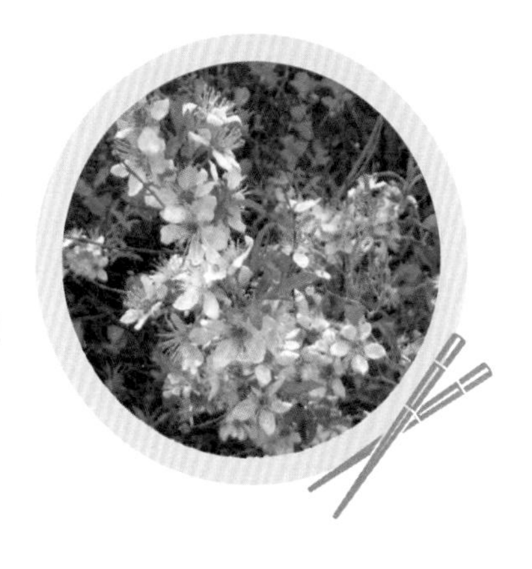

配方 郁李仁 30g，粳米 100g。

制法 将郁李仁洗净，研末，加水浸泡洗淘，加入粳米，加清水适量，煮为稀粥即可食用。

服法 早晚当粥食。

效用 润肠通便，利水消肿。适用于大便干燥难解、小便不利、水肿胀满（肝硬化腹水）、肢体水肿的人群。

养生指导 郁李仁性味甘、苦、平，入大肠、小肠经，有润肠通便、利水消肿的功效，对于肠燥便秘、腹满喘促、水肿的人群尤为合适。郁李仁性烈，与大米同用煮粥服食，既可缓和药性又可增强健脾补养的功效。

2. 治疗红汗：如圣散（《圣济总录》）

配方 郁李仁，鹅梨汁。

制法 将郁李仁研细为末备用。

服法 每日早晚用鹅梨汁调服 3g 郁李仁粉服下。

效用 清热利水，凉血。本品有治疗红汗的作用。

养生指导 郁李仁有润肠通便、利水消肿的功效，鹅梨汁有润肺凉心、消痰去火的作用。郁李仁内收向下，使津液下行，鹅梨汁补津液以降肺气，凉心清热，两者配伍可治疗红汗。

注意事项

脾胃虚寒者及孕妇慎用。

鸡内金

鸡内金，在《神农本草经》中称鸡肶胵，从宋代开始才称其为鸡内金。鸡内金俗称鸡肫皮，是家鸡的干燥沙囊内壁。杀鸡后，取出鸡肫，趁热立即剥下内壁（不要先用水洗，否则难剥离且易破碎），洗净，干燥。本品表面金黄色、黄褐色或黄绿色，老鸡的肫皮则微黑，质薄脆，易折断，断面呈胶质状，有光泽，其气微腥，味淡微苦。本品以干燥、完整、个大、色黄者为佳。根据炮制方法的不同，鸡内金又分为生鸡内金、炒鸡内金和醋鸡内金。

生鸡内金：通过拣去杂质，洗净、干燥制得，具有排石消坚的功效，不但能消脾胃之积，无论脏腑何处有积，鸡内金皆能消之。

炒鸡内金：取净鸡内金，清炒至鼓起。本品表面暗黄褐色至焦黄色，具有消食健脾的功效。

醋鸡内金：取净鸡内金，清炒至鼓起，喷醋，取出，干燥制得，具有疏肝健脾的作用。

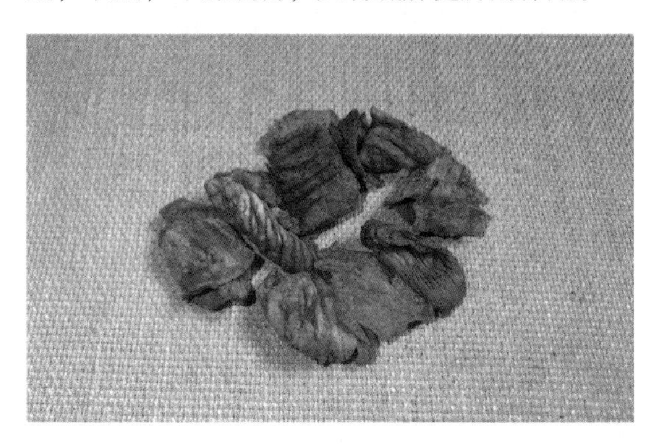

下列关于鸡内金的广泛应用与记载如下：

《医学衷中参西录》中记载:“鸡内金，鸡之脾胃也，中有瓷石，铜、铁皆能消化，其善化瘀积可知。”民国时期名医张锡纯是运用鸡内金治病的高手，如沈阳城西龚庆龄三十岁，胃脘有硬物堵塞，已经好多年了，饮食减少，感觉吃什么东西都不能下行，这个时候他听说有个叫张锡纯的医生很厉害，于是马上找他看病。张锡纯给他诊脉时发现，他的脉象沉而微弦，右边尤其如此，认为他是胃中有积，胃气难以下行，所以阻塞了气机下降，于是开了个方子：鸡内金 1 两，生酒曲 5 钱。这么个简单的方子，大家都不能相信，结果如何呢？服了几剂竟然全好了。

性味功效

鸡内金，味甘，平，气微腥，微苦，归脾、胃、小肠、膀胱经，其主要功能是健胃消食，涩精止遗，通淋化石。鸡内金具有促进胃肠动力的作用，现代药理研究发现它本身含微量的胃蛋白酶和淀粉酶，服药后能使胃液的分泌量增加及胃动力增强，是鸡内金消化吸收后通过体液因素兴奋胃壁的神经肌肉之故。古代医书《神农本草经》指出本品“肶胵，裹黄皮，主泄利”,《日华子本草》认为其“止泄精，主崩血、崩中、带下、肠风、泄痢”，此处言其固涩之功，并有补益之力。除了消食积，鸡内金还可以消酒积，如《本草纲目》所言:“治小儿食疟，疗大人淋漓反胃，消酒积，主喉闭乳蛾，一切口疮，牙疳诸疮。”此外，本品还能能治疗疮疡，又为消化瘀积之要药，应用比较广泛。

1. 消化不良：鸡内金粥（《经验良方》）

配方 鸡内金 5g，大米 50g。

制法 先将鸡内金择净，研为细末备用；取大米淘净，放入锅内，加清水适量煮粥，待沸后调入鸡内金粉，煮至粥成服食。

服法 温服，每日 1 剂，连续 3~5 天。脾胃虚弱者易饭后半小时服用，一般每日分 2~3 次食用即可。

效用 健胃消食，固精止遗。适用于消化不良、食积不化、小儿疳积、遗尿、遗精及泌尿系结石等。

养生指导 本品为健脾消食的代表方，用于消化不良、饮食积滞、泻痢、经脉不利、遗精、结石等。方中以鸡内金配合大米，两药结合健脾助运，消食化积，常作为老年人消化功能下降、小儿脾常不足的饮食保健良方。

2. 带下、遗精：内金山药小米粥（《保健药膳》）

配方 鸡内金 10g，生山药 50g，小米 100g，食盐少许。

制法 鸡内金洗净，烘干，研成细末备用；生山药去皮，洗涤，煮熟，捣为泥备用。小米淘洗干净，入锅中，加清水适量，武火煮沸，改为文火煮至粥将成，下入内金粉、山药泥，拌匀，改中火煮 1~2 沸，入盐调味即可。

服法 温服，饭前饭后半小时均可，一般每日分 2~3 次食用。

效用 健脾和胃，益肾固精。脾肾虚之带下、遗精多用。

养生指导 本品用于脾胃虚弱，脾虚导致肾虚或脾肾两虚，脾失健运，肾失固摄，导致的带下及遗精。汤中鸡内金健脾助运，山药健脾养胃，固肾涩精，以小米之温性为辅助，三者合用，共成健脾和胃、益肾固精之效。本品补益之力较强，常用于治疗以脾肾两虚为主的带下、遗精等妇科及男科病证。

3. 消渴：鸡丸方（《圣济总录》）

配方 生鸡内金 150g，天花粉 150g。

制法 上药焙干研末。

服法 每次 5g，早、中、晚 1 日 3 次冲服。

效用 健脾消积化浊，清热生津止渴。

养生指导《医学衷中参西录》中张锡纯认为在治疗消渴的玉液汤中“用鸡内金者，证尿中皆含有糖质，用之以助脾胃强健，化饮食中糖质，为津液也”。鸡内金能消积化浊，消渴日久多产生浊毒，所以鸡内金善治消渴。天花粉善清肺热而润肺燥，清胃热而能生津止渴，配健脾消积之鸡内金，合治上焦口渴。本方用于肺热胃热口渴证，症见饮水不解，也可用于糖尿病患者口渴症状的辅助治疗。

注：天花粉非药食同源类药物，配方时请在医师指导下使用。

注意事项

1. 脾虚无积滞者慎用。

2. 本品不能与柿子、咖啡、苹果以及茶叶等搭配在一起食用。

3. 在炮制鸡内金的时候，要注意时间不能太长，如果时间太长的话会让里面的有效成分被破坏，从而增加肠胃的负担。

4. 鸡内金可煎服，也可研磨服，研磨服效果好；煎服易导致其所含的有效成分受热破坏而失效。

5. 虽然鸡内金能够起到健胃和消食的作用，但也不建议频繁食用，建议间隔几天吃一次，不然很容易因为长时间吃鸡内金而形成依赖。

麦芽

消食回乳

麦芽入药始见于梁·陶弘景《名医别录》，称“蘖米”，古代把“芽”叫“蘖”，所以明代以前历代本草有“麦蘖”“大麦蘖”，而无“麦芽”之名，“麦芽”名称首见于《本草纲目》。其为禾本科一年生草本植物大麦的成熟果实经发芽干燥而成。本品全国各地均产，将麦粒用水浸泡后，保持适宜温、湿度，待幼芽长至约 0.5cm 时，干燥。本品以色黄粒大、饱满、芽完整者为佳。生麦芽、炒麦芽、焦麦芽功用不同，不能相互代用。

生麦芽：疏肝理气，多用于通乳及治疗乳汁郁积引起的乳房胀痛。

焦麦芽：取麦芽置锅内微炒，炒至焦黄色后喷洒清水，取出晒干。本品主要以消食化滞为主，用于食积不化，腹部胀痛等症状。

炒麦芽：取麦芽置锅内微炒至黄色，取出放凉。本品以消食回乳为主，主治食积不化、脘闷腹胀、脾胃虚弱、食欲不振等证，可促进

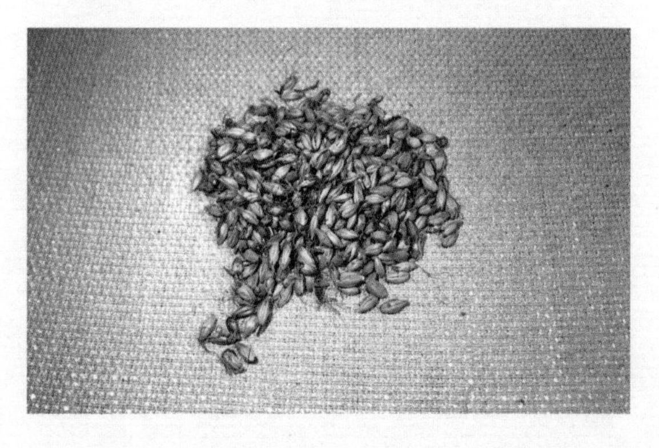

食物的消化，也可与甘草等益气健脾药同用。

关于麦芽的识效古代民间小故事如下：

古代汪氏由于生产后身体虚弱、加上家里丧事，过度劳累及悲伤导致乳汁不下，因某天饥饿觅食，寻找到麦芽而食，不仅解决了饥饿问题，奶水居然也下来了，汪氏十分欣喜，急忙询问郎中，证实了麦芽除了消食化积外还有下乳之效。(《讲故事识中药》)。

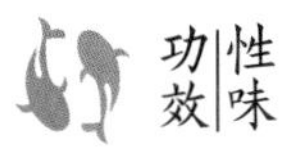

麦芽，味甘、性平，归脾、胃、肝经，其主要功能是行气消食，健脾开胃，回乳消胀，用于食积不消、脘腹胀痛、脾虚食少、乳汁郁积、乳房胀痛、妇女断乳、肝郁胁痛、肝胃气痛等。麦芽含淀粉酶、转化糖酶、维生素B、脂肪、磷脂、糊精、麦芽糖、葡萄糖等，麦芽因含消化酶及维生素B，有助消化作用。麦芽可宽中，下气，止呕吐，消宿食，止吞酸吐酸，止泻，消胃宽膈，并治妇人奶乳不收，乳汁不止，作用较为广泛。

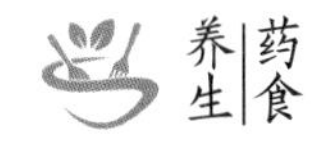

1. 小儿伤食：山楂麦芽饮（《民间方》）

配方 炒山楂10~15g，炒麦芽10~15g，红糖适量。

制法 把山楂、麦芽及红糖一同放入锅内，加水煎汤，煎沸5~7分钟后去渣取汁。

服法 温服，饭前饭后半小时均可，日进一剂，早、晚各服药一次。

效用 去积滞，助消化。适用于小儿伤食。

养生指导 本品属民间方，为助消化、祛积的代表方。小儿肝常有余，脾常不足，长期脾胃不化，饮食积滞，导致消瘦、发育不良、易受惊吓。方中以山楂消食化滞，助脾胃运化，麦芽不仅助消化，而且疏肝达木，调和肝气，加上少量红糖补益脾胃。三者配伍，既可助脾胃运化，又可疏肝达木，肝脾得以调和，则诸症自除。

2. 痢疾、腹泻：麦芽茶（《上品药膳房》）

配方 炒麦芽 30g，乌龙茶 8g。

制法 炒麦芽、乌龙茶同置杯中，注入沸水，闷十分钟即可（妇女哺乳期忌饮）。

服法 温服，饭前饭后半小时均可，日进一剂，早、晚各服药一次。

效用 消食健脾，利湿止痢。小儿痢疾、腹泻者饮用很适宜。

养生指导 方中炒麦芽可行气消食，健脾开胃，乌龙茶涩肠，生津利尿，可利小便以实大便。两者合用可加快胃肠对食物的消化及吸收，同时可以止痢，达到治病求本之效。

3. 断奶、回乳：退奶麦芽茶（《医疗保健汤茶谱》）

配方 炒麦芽 60g，茶叶 5g。

制法 同煎一小碗。

服法 温服，每日 1 剂，随时饮用。

效用 退奶回乳。适用于哺乳期已过，需断奶回乳者。

养生指导 本品为民间常用回乳方。炒麦芽具有回乳消胀之效，且长于疏肝，因此回奶而不易积奶；茶叶疏肝达郁，消炎解毒，预防乳房肿胀。两者结合可达到退奶回乳之效。

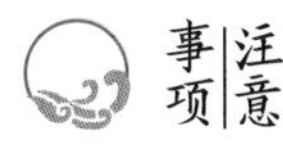

注意事项

1. 凡痰火哮喘及妊娠者不宜服。
2. 胃酸过多、消化性溃疡等患者忌用。
3. 儿童应适量服用，间断吃，避免对助消化食品产生依赖。

莲子

脾之果

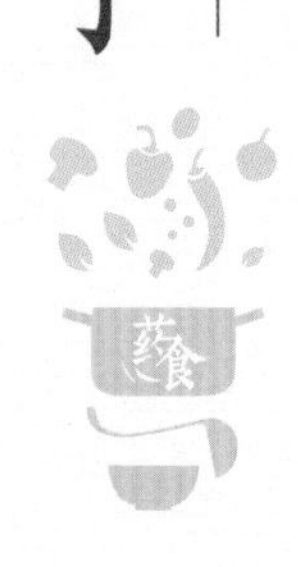

莲子药用以“藕实”之名始载于《神农本草经》，原产于河南南部（汝南），现今全国均产，为睡莲科植物莲的老熟果实或种子。10月莲子成熟时，割下莲蓬，取出种子晒干；或拾取落入泥中之莲实，洗净晒干。经霜老熟而带有灰黑色果壳的称为“石莲子”，除去果壳的种子为“莲肉”。石莲子以色黑、饱满、质地坚硬者为佳；莲肉以个大、饱满、整齐者为佳。本品拣尽杂质即可，或砸碎、去皮、去心用，或将石莲子置锅内水煮后，切开，去皮，晒干。根据莲子炮制的不同，分为莲子肉、炒莲子肉。

莲子肉：取原药材，去净杂质，用温水略浸，捞出润软，剥开去心（另作药用），干燥。本品呈半椭圆形，中心有凹槽，外表面红棕色或黄棕色，肉白色，味甘微涩。

炒莲子肉：取净莲子肉，置炒制容器内，用文火加热，炒至外表面颜色加深，内表面微黄色，略有焦斑。

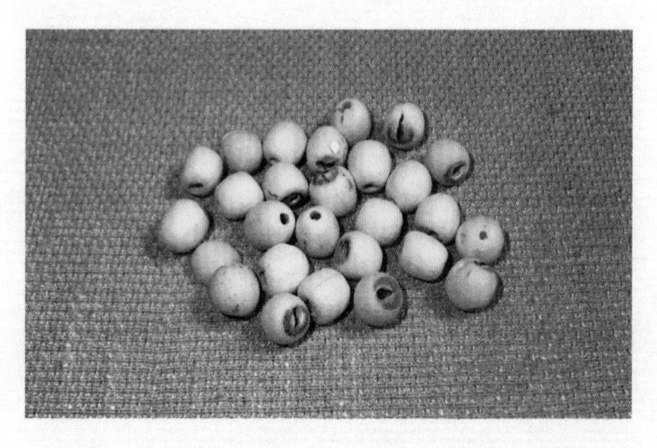

莲子的古代传说记载及“脾之果”之称的由来如下：

《五杂俎》：“今赵州宁晋具有石莲子，皆埋土中，不知年代。居民掘土，往往得之。有娄斛者，其状如铁石，而肉芳香不枯，投水中即生莲叶。食之令人轻身延年，已泻痢诸疾。今医家不察，乃以番莲子代之，苦涩腥气，嚼之令人呕逆，岂能补益乎？”

李时珍在《本草纲目》中，对莲子有一段精彩论述：“莲之味甘，气温而性涩，禀清芳之气，得稼穑之味，乃脾之果也。土为元气之母，母气既和，津液相成，神乃自生，久视耐老。”将莲子称为“脾之果”，是因为它补脾的效果特别好。

性味功效

莲子，味甘、涩，性平，归脾、肾、心经，其主要功能是补脾止泻，止带，益肾涩精，养心安神，用于脾虚泄泻、带下、遗精、心悸失眠。现代药理研究发现，莲心碱有显著的强心作用和降压作用；莲碱有平抑性欲的作用。所以高血压病人常服莲子心茶能平肝降压，强心安神。

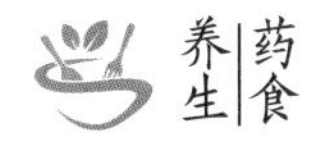

1. 心火盛小便不利或失眠：莲子六一汤（《仁斋直指方》）

配方 莲子 30g，炙甘草 5g，冰糖适量。

制法 加水适量，小火煎煮至莲子软熟时，加冰糖少许，吃莲子饮汤。

服法 温服，宜饭后半小时口服，日进一剂，早、晚各服药一次。

效用 清心降火，利尿排浊。适用于心热、小便赤浊。

养生指导 本汤主治夜寐多梦、失眠、健忘、心烦口渴、耳目不聪、遗精、淋浊、久痢、虚泻、妇女崩漏带下以及胃虚不欲饮食等病证。莲子肉有显著的强心作用，能扩张外周血管，降低血压；莲心还有很好的降心火的功效，可以治疗口舌生疮，并有助于睡眠；炙甘草补脾益气，调和诸药。两者结合作用广泛。

2. 心肾不交之妇科、男科病证：莲子百合煲猪肉（《饮食疗法》）

配方 莲子30g，百合30g，瘦猪肉200~250g。

制法 将莲子、百合、瘦猪肉加水适量，置文火上煲熟。

服法 温服，宜饭后半小时口服，日进一剂，早、晚各服药一次，调味后服用。

效用 交通心肾，固摄精气。适用于梦遗、心悸、失眠、滑精、淋浊、带下。

养生指导 此方为一道传统的药膳方，莲子滋养补虚，涩精止遗，既可以清心火，又可补五脏不足，通利十二经脉气血；百合也是滋补之佳品，四季皆可食用，可以清心安神；猪肉补肾滋阴，补虚强骨。全方配伍可交通心肾，固肾益精，可谓滋补之佳品，老少皆宜食用。

3. 心脾两虚之气血不足：莲子龙眼粥（《民间方》）

配方 莲子15g，龙眼肉10g，糯米30g。

制法 将莲子、龙眼肉、糯米同煮为粥。

服法 温服，宜饭后半小时口服，日进一剂，早、晚各服一次。

效用 补心脾，益气血。适用于失血性贫血。

养生指导 莲子、龙眼肉均有补益心脾之效，糯米又为补益脾胃之品，三药共奏补益气血之效。临证中可见中老年气血不足、妇女产后气血亏虚者均宜食用，对于实证之人应忌用本品。

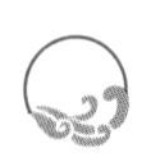

注意事项

1. 虚寒久痢，中满痞胀及大便燥结者忌服。

2. 本品不能与牛奶同服，否则会加重便秘；不能和蟹、龟类一起食用，否则会出现不良反应。

黄精

补气润肺

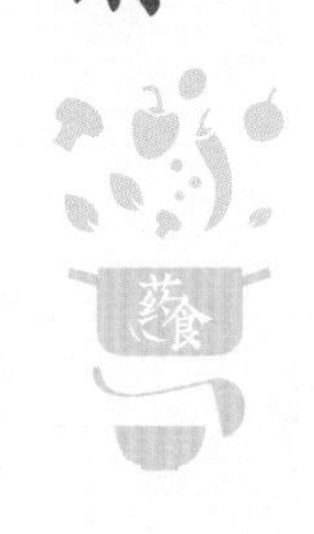

黄精，始载于《名医别录》，被列为上品，又称“黄芝”“太阳草”，为百合科植物黄精的根茎，历代中医本草均有收载，为一种应用广泛的中药。中医理论认为其能补气养阴、健脾、润肺、益肾，有“气血双补之王”之称。本品在商品中分为鸡头黄精、囊丝黄精、热河黄精、滇黄精、卷叶黄精等多个品种。本品以块大、色黄、断面透明、质润泽、习称“冰糖渣”者为佳。根据黄精的加工方法等不同，将其分为生黄精、熟黄精、甜黄精、酒黄精。

生黄精：挖取后，除去地上部分及须根，洗净，直接晒干；具有麻味，服用则口舌麻木、刺激咽喉，故一般不直接入药。本品具有滋阴润肺生津之效，宜用于脾虚面黄倦怠、食少乏力津亏、舌红少苔者。

熟黄精：又称制黄精，处方中写的黄精一般指将生黄精通过再加工，比如蒸、炒、煮、泡等手法制作后的产品。本品气味香甜，口嚼

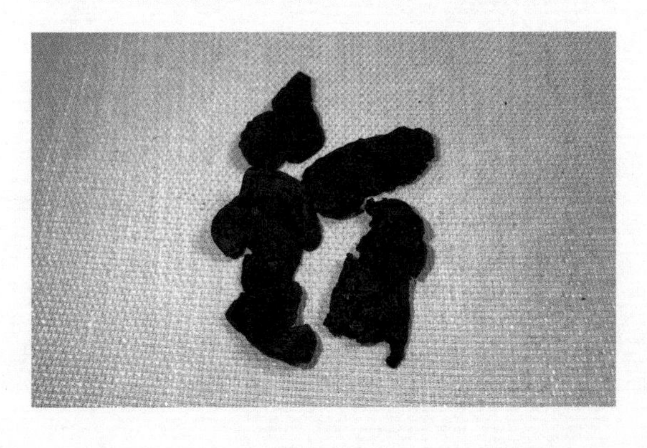

无咽喉刺激感。

甜黄精：又称乌黄精、九制黄精，为黄精通过九蒸九晒而成。本品可减缓对咽喉的刺激，增强补益作用。具有补诸虚、安五脏、填精髓、强筋骨、除风温、止寒热之功效，对气阴两虚、身倦乏力、口干津少者有益，久服则神清气爽，延年益寿。临床上多用于治脾胃虚弱、体倦乏力、食少口干、肺虚燥咳、精血不足、内热消渴等证。

酒黄精：又称炙黄精，为黄精与酒拌匀蒸制而成。炮制过程中黄精的黏液质被破坏并去掉，使其滋而不腻，补益作用增强，兼有通经络之功。腰膝酸软、须发早白、体虚消瘦、头晕耳鸣、目黯眼花者，宜用酒制黄精。

黄精的古代记载与传说如下：

1.《神仙传》记载："尹轨学道，常服黄精，年数百岁，后到太和山中。王烈常服黄精，年三百三十八岁，犹有少容，登山历险，步行如飞。"

2.《稷神录》中说："临川有士人唐遇，虐待婢女。该女不愿为妾，逃入山中，饥饿难忍，拔一草根，食之较甘美，久食不饥。一夜宿树下，听见风声，疑有虎来，急腾身而上树梢。从此夜宿树上，日行山中，常食此草，亦无所苦。后其家人采樵所见，近之则腾身上树。归告主人，或日：婢岂有仙骨，必食异草，可备肉食。婢忽见肉，大吃一顿，家人伏草齐出，婢欲腾而不灵，遂被捉。问其如何充饥，指出其中一种草，拔数茎而归。识者辨之，乃黄精也。"

性味功效

黄精，味甘，性平，归脾、肺、肾经，其主要功能是补气养阴，健脾，润肺，益肾，主要用于脾胃气虚、体倦乏力、胃阴不足、口干食少、肺虚燥咳、劳嗽咯血、精血不足、腰膝酸软。现代医学证实黄精可以调节和增强免疫系统功能，显著消除衰老动物体内自由基的增加，可通过多种途径拮抗致老因素对机体的损伤，这些作用整体协调起来可减缓机体生理衰老，起到抗衰延年的作用。同时黄精还有降低血压、血脂和血糖，对防止动脉硬化及脂肪肝的形成有一定作用，故有“气血双补之王”之美称，可用于治疗如脾胃气虚、身体无力、食欲不振、口干舌燥、肾虚精亏、腰酸膝软、须发早白等病证。

药食养生

1. 虚劳：黄精粥（《饮食辨录》）

配方 黄精 15~30g（或鲜黄精 30~60g），粳米 75g，白糖适量。

制法 先将黄精浓煎，取汁去滓，入粳米煮粥，粥成后加白糖即可。

服法 温服，每日食 2 次，以 3~5 天为一疗程。

效用 补脾胃，润心肺。主脾胃虚弱、体倦乏力、饮食减少、肺虚燥咳，或干咳无痰、肺痨咯血。

养生指导 本方为补益之良方，养生保健之简方。《本草纲目》言黄精“补诸虚，填精髓，平补气血而润”。《日华子本草》言其“补五劳七伤，助筋骨，止饥，耐寒暑，益脾胃，润心肺”。加上粳米、白糖本身为补益之品，全方共奏气血双补之功，补五脏之虚。

需注意平素痰湿较盛症见口黏、舌苔厚腻以及脾胃虚寒症见大便泄泻的病人，不宜选用。食后一旦出现胸满气闷时，应立即停服。

2. 虚劳、须发早白、早衰：黄精膏方（《备急千金要方》

配方 黄精400g，肉桂粉5g，干姜粉10g，黄酒20ml，麦芽糖50mL。

制法 先将黄精洗净，加1500mL水，熬至500ml；加入肉桂粉、干姜粉、黄酒、麦芽糖，文火继续熬10分钟，至颜色变黄，膏体变稠后，放凉装入器皿中。

服法 冲服，每日2次，每次10mL，空腹服用。

效用 补益肝肾，益气养阴，调和阴阳，延年益寿，美容养颜。

养生指导 本方为养生保养之良方，黄精为补益之品，肉桂、干姜温养脾肾，加上黄酒、麦芽糖调和，具有调补阴阳、益寿延年、美容养颜之功效。

注意事项

1. 黄精是滋阴补气药物，所以脾胃虚寒、痰湿痞满气滞的人禁服或少服。

2. 本品不宜一次大量食用，黄精发挥作用过程较慢，可以作为长期食用的滋补品，但一次服用量较大会导致脾胃难以消化而生痰湿的情况。

3. 应注意本品有不良反应。有些人身体不适应黄精的药效，故在身体出现不良反应后应立即停止服用，或在医师指导下服用。

乌梢蛇

祛风通络

乌梢蛇作为药用最早载于南北朝的《雷公炮炙论》，被称为“蕲州乌蛇”，是一种常见的无毒蛇。它不仅肉质鲜美，而且还是一味祛风湿的良药。因其干燥品通体乌黑色，表面布有菱形细鳞，故名之。

唐代《朝野佥载》中载有这样一个故事：一商州人士患麻风病，家人嫌弃他，他便入深山独居，每日愁容满面，坐等归期。不料酒快饮尽时，病却渐渐好了。后来他发现酒罐底有一具蛇骨，原来是一条乌蛇坠于其中淹死。这才知道，原来是乌蛇药酒治好了他的顽疾。

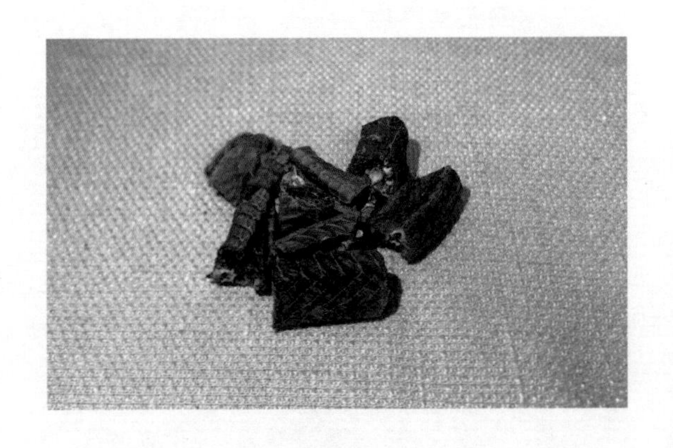

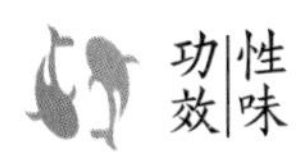

乌梢蛇，味甘、咸，性平，入肺、脾经，其主要的功能是祛风湿，通经络，是一味祛风湿的良药。风湿病，中医称为痹证，认为风、寒、湿杂至，合而为痹，痹阻气血津液，出现四肢疼痛、关节变形。现代医学认为风湿属自身免疫性疾病，治疗多使用免疫抑制剂、抗炎、镇痛之品，但多有一定的副作用。中医认为本品性走窜，能搜风邪、透关节、通经络，常用于风湿痹证及中风半身不遂，尤宜于风湿顽痹、日久不愈者。乌梢蛇通过发挥类似抗炎、镇静、镇痛之功效来治疗风湿痹痛。

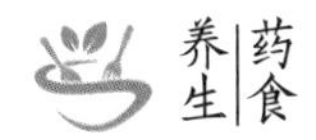

1. 眩晕头痛：蛇肉炒芹菜（《中华上品药材养生大全》）

配方 乌梢蛇1条，芹菜300g，素油、鸡油、料酒、姜、葱、胡椒粉各适量。

制法 乌梢蛇宰杀后去皮、头尾及肠杂，切为薄片；芹菜去叶留梗，切寸许长的段；姜、葱切碎。油入锅中，大火烧至六成熟，入姜、葱爆香，下入蛇片，淋料酒，炒至变色，加入芹菜，翻炒至熟，加入佐料炒匀即可。

服法 佐餐食用。

效用 祛除风湿，平肝清热。适用于风湿疼痛、高血压及眩晕头痛、面红目赤、血淋等疾病。

养生指导 肝阳上亢引起的头晕、头痛，法宜清热平肝，祛风通络。芹菜味甘，微苦，性凉，可清热透疹，平肝安神；乌梢蛇祛风通络。二药合用清热邪，平肝阳，对于肝阳上亢引起的头痛、头晕具有一定的疗效。当合并腰酸、腰痛等上实下虚的肝风内动证时，当配伍菟丝子、杜仲、续断、枸杞子等补肾药。

2. 皮肤瘙痒：归芎炖乌梢蛇（《药食两用话中药》）

配方 当归 30g，川芎 10g，乌梢蛇 100g。

制法 将当归、川芎分别洗净，晒干后切成片，同放入纱布袋中，扎紧袋口，备用；将乌梢蛇剖腹，去除内脏，洗净，取 100g 蛇肉与当归、川芎药袋同放入砂锅，加水适量，大火煮沸，入料酒，改用小火炖 40 分钟，直至蛇肉熟烂。取出药袋，加葱花、姜末、盐等，拌至均匀，再煮沸即可。

服法 隔日食 1 次。

效用 祛风止痒，补血行气。适用于皮肤瘙痒。

养生指导 皮肤瘙痒中医多认为由感受风热邪毒引起。“治风先治血，血行风自灭”，因此治疗皮肤瘙痒应配伍行血之品，方中当归、川芎补血行血，乌梢蛇祛风通络，三药相合，滋阴祛风，切中病机。荨麻疹、湿疹、神经性皮炎等皮肤疾病患者皆可服用。

3. 热毒疮疡：黄瓜土豆茯蛇粥（《药膳对症调养速查》）

配方 乌梢蛇 250g，鲜黄瓜 500g，大枣 10 个，土茯苓 100g，姜片 30g，赤小豆 60g。

制法 将乌梢蛇剥皮，去内脏，入碗，上锅蒸至烂熟，取肉去骨；大枣去核，切碎；鲜黄瓜洗净，切片；土茯苓、姜片共水煎 1 小时，去渣取汁，用药汁与赤小豆、大枣煮粥。粥熟后放入乌梢蛇肉、黄瓜片，略煮即成。

服法 当早晚餐食用。

效用 清热解毒，除湿化瘀。适用于丹毒、热疮毒、烂疮等。

养生指导 湿热流注下焦，日久痹阻气血，化瘀生热，乃发为疮疡。法宜清热利湿，化瘀通络，解毒。方中土茯苓解毒、除湿、通利关节；赤小豆清热利湿；黄瓜清热、利水、解毒；乌梢蛇祛瘀通络。四药合用，清热毒，除湿痹，对于湿热引起的下肢疮疡、丹毒、臁疮具有一定的疗效。注意食用本品期间忌饮茶。

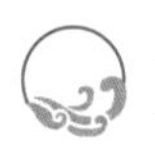

注意事项

1. 血虚生风者忌服。

2. 忌用铁制器具煎煮。

火麻仁

补中润燥

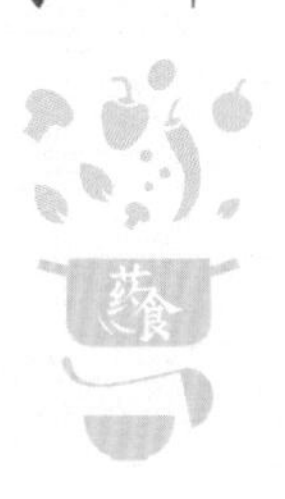

火麻仁入药始见于《神农本草经》，原名麻子，别名又叫麻子仁、大麻仁、火麻、麻仁、线麻子，为桑科植物大麻的干燥成熟种子。取净火麻仁炒至微黄色、有香气即成炒火麻仁。

关于火麻仁还有一个故事：

世界上有五大长寿之乡，其中有一个是中国广西的巴马长寿村。在巴马长寿村，随处可见九十多岁的老人。原因是这里的人们都喜食火麻汤，火麻汤几乎天天都在巴马人的餐桌上。巴马人给它起了一个名字——长命油，并且有“每天吃火麻，活过九十八”的说法。本品在《本草纲目》中也有记载，言其“补中益气，久服康健不老，神仙也”。(《分清体质好养生》)

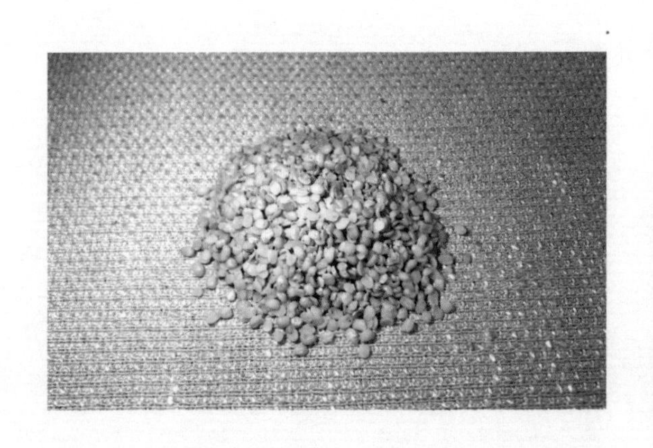

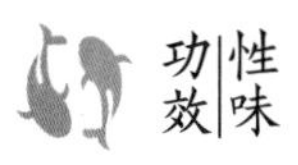

火麻仁，味甘，性平。归脾、胃、大肠经，其主要功效是滋养补虚，润燥滑肠。古书对火麻仁早有记载，如《唐本草》云："主五劳",《本经》云："补中益气",《汤液本草》云："入足太阴、手阳明。汗多胃热便难，三者皆燥湿而亡津液，故曰脾约。约者，约束之义。《内经》谓：'燥者润之'，故仲景以麻仁润足太阴之燥及通肠也。"火麻仁性味平和，具有滋养补益的作用，且富含油脂，能刺激肠黏膜，使肠道分泌增加，蠕动加快，并减少大肠吸收水分，故有泻下滑肠作用。适用于老年人、体虚之人、热病伤阴后患者或者产后津枯血少肠燥便秘的妇人。

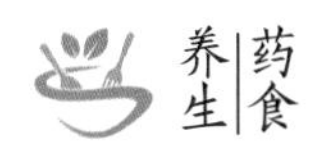

1. 肠燥便秘：麻仁苏子粥（《普济本事方》）

配方 麻仁、苏子各 15g。

制法 麻仁、苏子合研，用开水煮汁服，或者用豆浆机打成粥。

服法 开水煮汁后温服或打成粥后食用。

效用 降气润肠，通利大便。

养生指导 紫苏子含大量油脂，所含主要成分为 α-亚麻酸，具有降气化痰、润肺宽肠的作用。麻仁润燥滑肠。火麻仁与紫苏子均能润肠通便，故两者合用可增强疗效。用于妇女产后头晕、多汗、大便秘结，或老人、虚弱人之血虚津伤，肠燥便秘。

2. 中风偏瘫：麻子粥（《饮膳正要》）

配方 炒麻仁 10g，白粟米 50g，薄荷叶 5g，荆芥穗 5g。

制法 清水1000mL，煮薄荷、荆芥约15分钟，去滓取汁，加入麻子仁、白粟米同煮粥。

服法 粥成后空腹食之。

效用 祛风通络。适用于中风汗出，语言謇涩，手足不遂，大肠滞涩等证。

养生指导 本品具有祛风通络，通便散邪之功。薄荷、荆芥一温一凉，既能发散风寒又能疏散风热，使风从体表而出；麻子仁润肠通便，大便通畅则邪有出路；白粟米顾护脾胃。上几味同用，祛邪而不伤正，适用于年老体虚之人中风所致半身不遂、言语不利、大便不通等证。

3. 补肾乌发：麻仁栗子粥（《中华上品药材养生大全》）

配方 火麻仁、黑芝麻各15g，板栗30g，粳米50g，红糖适量。

制法 将火麻仁、黑芝麻碾碎，与粳米、板栗一同放入锅中，加清水适量煮粥。煮好后加入红糖即可食用。

服法 可作早晚餐食用。

效用 温肾乌发，同时也可健脾、通便。用于须发早白。

养生指导 黑芝麻、板栗均有补肾的作用，且黑芝麻乌发，粳米健脾养胃，麻仁润肠通便且降压，合用则先后天同补，使气血生化有源。脾肾不足而致的头发早白、干枯、无光泽及大便秘结者可经常食用。

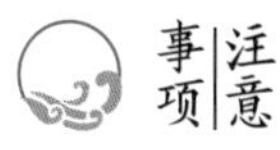

注意事项

1. 误食或多食一定数量的火麻仁可发生中毒。

2. 火麻仁是通过刺激肠壁、促进肠胃的蠕动起到排便的作用的，脾胃虚弱便溏者、孕妇及肾虚阳痿遗精者都不适用。

3. 火麻仁多食损血脉，滑精气，妇人多食火麻仁易发带疾。(《食性本草》)

甘草

经方国老

甘草，始载于《神农本草经》，又名“国老”，因味甘甜而得名，“一名美草，一名蜜甘”，以“国老”之名首次出自梁·陶弘景《名医别录》：“此草最为众药之王，经方少有不用者……国老即帝师之称，虽非君而为君所宗。”李时珍在《本草纲目》中言：“诸药中甘草为君，治七十二种乳石毒，解一千二百草木毒，调和众药有功，故有‘国老’之号。”

处方中所写甘草指生甘草，为原药材除去杂质，洗净，润透切片，生用入药者。

炙草又名炙甘草、蜜甘草、蜜炙甘草。为生甘草片用蜂蜜拌匀，再炒至不粘手取出晾干，然后入药者。

草梢、甘草梢、生草梢均为甘草根的末梢或细根，洗净，切小段入药。

相传民间一位医生仅用一味甘草救了一个御医的性命：

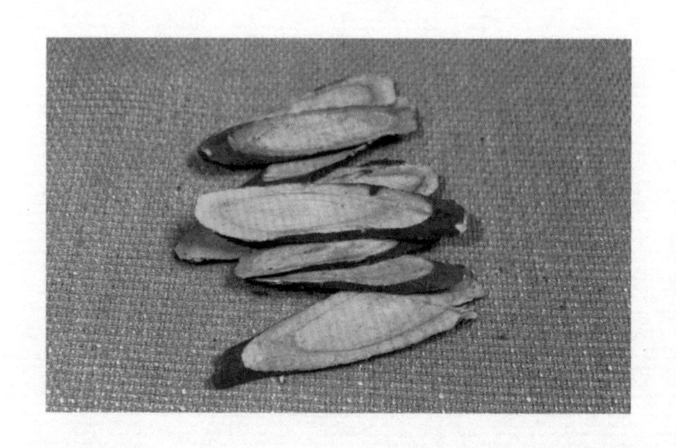

明代陆粲《庚巳编》记载：御医盛寅有一天早晨刚进御药房就昏倒在地，其他御医无策，一民间医生推荐配药，煎服后而愈。大家都很震惊，这位民间医师解释道："因盛寅未吃饭而进药房，胃气虚，中诸药气之毒，吾用甘草一味浓煎饮而去毒而愈。"皇帝闻之大喜而厚赏之。

性味功效

甘草，味甘，性平，归心、肺、脾、胃经，其主要功效是益气补中，祛痰止咳，缓急止痛，调和药性，泻火解毒。益气补中指甘草有肾上腺皮质激素样作用和调节机体免疫功能；缓急止痛指甘草能抑制胃酸分泌，有抗溃疡、解痉和保肝作用；祛痰止咳、调和诸药的功效与其镇咳、祛痰、解毒作用有关；清热解毒指甘草具有抗菌、抗病毒、抗炎、抗过敏等作用。此外甘草还具有抗心律失常、降血脂、抗动脉粥样硬化、抑制血小板聚集、抗肿瘤等作用。

药食养生

1. 更年期综合征：甘麦大枣汤（《金匮要略》）

配方 甘草 9g，小麦 60g，大枣 10 枚。

制法 上三味，加入 1200mL 清水，煮汁。

服法 煮取 600mL 汤汁，分 3 次温服。

效用 养心安神，和中缓急。

养生指导 本品出自东汉张仲景《金匮要略·妇人杂病脉证并治》："妇人脏躁，喜悲伤欲哭，象如神灵所作，数欠伸，甘麦大枣汤主之。"甘草补益心气，和中缓急；小麦益心养阴安神；大枣益气和中，缓急润燥。三药合用则心气充，阴液足，肝气和，精神失常症状自然缓解。

2. 食物农药中毒：甘草泻胃汤（《中国食疗大全》）

配方 甘草30g，滑石粉60g，黑豆250g。

制法 上三味，煮汁。

服法 取煮好的汤汁频服。

效用 解毒和中。适用于农药及食物中毒。

养生指导《神农本草经》《本草经疏》均有对甘草解毒作用的记载，甘草解毒作用的有效成分主要为甘草酸。滑石、黑豆均能泻下滑肠，使毒药从大便排出。轻度的食物中毒，可使用此方；重度食物中毒，也可以在送医院之前灌服此汤，以争取时间，提高疗效。

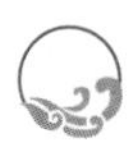

注意事项

1. 不宜与大戟、芫花、甘遂、海藻同用。

2. 不可与鲤鱼同食，同食会中毒。

3. 湿盛胀满及水肿者忌用。久服大量生甘草，可引起浮肿，因为甘草中的甘草次酸有类肾上腺皮质激素样作用，呈明显的抗利尿作用。

白果

定喘止带

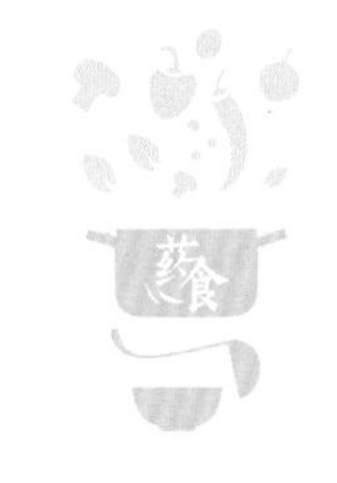

白果为银杏科植物银杏除去肉质外种皮的种子，作为传统中药，最早以“银杏”之名收录于《绍兴本草》，而“白果”之名首见宋末元初李鹏飞的《三元参赞延寿书》。李时珍谓：“原生江南，叶似鸭掌，故名鸭脚。宋初始入贡，改呼银杏，因其形似小杏而核色白也，今名白果。”

白果在古代科举考试中也发挥了重要作用：

据清代《花镜》记载，古人在考举人或状元时，是不准考生离开考场大小便的。为了减少小便次数，许多考生都会自带些白果，不时食用。这是由于白果具有固涩的作用，可止带缩尿。

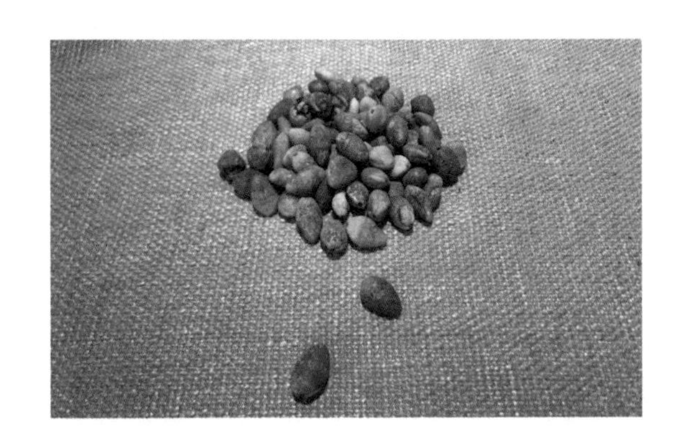

性味功效

白果，性平，味甘、苦、涩，有小毒，入肺、肾经，主要功效为敛肺气，定喘嗽，止带浊，缩小便，消毒杀虫。白果中含有的白果酸、白果酚，经实验证明有抑菌和杀菌作用，可用于治疗呼吸道感染性疾病。白果水浸剂对各种真菌有不同程度的抑制作用，可止痒疗癣。明代李时珍曾曰："入肺经、益脾气、定喘咳、缩小便。"清代张璐的《本经逢源》中载白果有降痰、清毒、杀虫之功能，可治疗疮疥疽瘤、乳痈溃烂、牙齿虫龋、小儿腹泻、赤白带下、慢性淋浊、遗精遗尿等证。现代科学证明：银杏种仁有抗大肠杆菌、白喉杆菌、葡萄球菌、结核杆菌、链球菌的作用。中医素以白果治疗支气管哮喘、慢性气管炎、肺结核、带下病、淋浊、遗精等疾病。此外本品还能祛斑平皱，可治疗疮、癣。

药食养生

1. 咳嗽气喘：艾煨白果（《秘韫方》）

配方 鲜白果 10 个，陈艾 5g。

制法 鲜白果煨熟，去壳取仁；陈艾捣绒，同适量米饭混合作团，将白果捏合其中，外用菜叶包裹，放火灰中煨香。

服法 煨好后只取白果食之，每日 2 次。

效用 温肺益气，止咳平喘。适用于肺部虚寒喘咳。

养生指导 白果色白入肺经，能敛肺定喘，还能减少痰量，凡具有咳喘、气逆、痰多的症状，无论寒热，皆可用之；艾绒在现代养生保健中尤为常用，可温经散寒。白果配合艾绒，用于治疗肺部虚寒所引起的感冒、咳嗽、气喘等疾病，相当于现代医学上呼吸道感染、肺炎、哮喘等。

2. 妇女脾虚带下：白果炖鸡汤（《集简方》）

配方 白果仁、莲子各 10g，糯米 50g，胡椒 3g，乌鸡一只。

制法 胡椒 3g 捣碎，乌鸡去毛和内脏洗净，将以上各物装入鸡腹内，外以线固定，加水适量，文火炖至烂熟，调以食盐。

服法 空腹食之，亦可佐餐食用。

效用 补益脾肾，固涩止带。用于体虚气血不足，食少倦怠，带下色白者。

养生指导 本品可为妇女日常调理的常用方。白果性平，味甘、苦、涩，可补益脾肾，固涩止带，对于带下白浊、遗尿、尿频有显著疗效；莲子补脾止泻，益肾涩精，养心安神，用于脾虚久泻，遗精带下，心悸失眠；乌鸡补益气血，增强人体免疫力，特别适合产妇及久病体虚者食用。本方主治妇女带下证属脾肾两虚，症见形体消瘦，面色萎黄，体倦乏力，腰膝酸软，带下量多且色白清稀者。

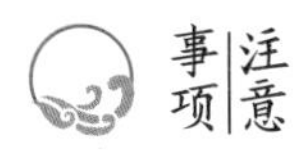

1. 食用过量会引起中毒，小儿尤当注意。

2. 已发芽的银杏不能食用，食银杏果时切忌同时吃鱼。

3. 邪实痰多者不宜食用。

4. 有过敏史或过敏体质的人最好不要采摘、清洗和食用银杏果，以免过敏。

芡实

水中人参

芡实，又叫鸡头米、水流黄、水鸡头等，最早见于《神农本草经》，被奉为上品，是睡莲科植物芡的干燥成熟种仁。因其茎上花似鸡冠，苞形类鸡，故有“鸡头”之称。另外一说，根据《本草纲目》记载，芡实可在歉收之年代替粮食，故名“芡实”。本品根据其产地不同可分为南芡和北芡。

南芡：也叫苏芡，原产苏州，现主产于湖南、广东、皖南及苏南一带，采收较方便，外种皮厚，种子较大，种仁圆整、糯性，品质优良，但适应性和抗逆性较差。

北芡：也叫刺芡，有野生也有栽培，主产于山东、皖北及苏北一带，质地略次于南芡，采收较困难，外种皮薄，种子较小，种仁近圆形、品质中等，但适应性较强。

唐宋八大家之一苏东坡，到了老年仍身强体壮，面色红润，思维灵敏，这得益于其养生有方，其中有一条就是他非常喜欢吃芡实，而

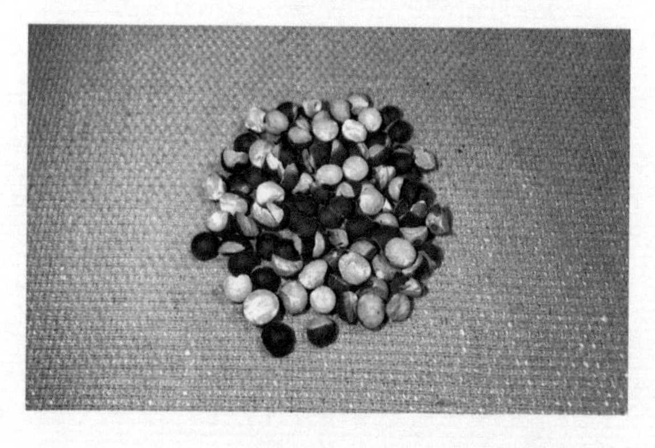

且注重一定的方法。其方法为：每次取煮熟的芡实 1 粒，放入口中，缓缓含嚼，直至津液满口，再鼓漱几遍，徐徐咽下。他每天用此法吃芡实 10~30 粒，坚持不懈。苏东坡还非常喜爱吃用芡实煮成的“鸡头粥”，并言：“粥既快养，粥后一觉，妙不可言也。”所以如果我们也想像苏东坡大诗人一样，不妨试试他的方法。（《东坡养生篇》）

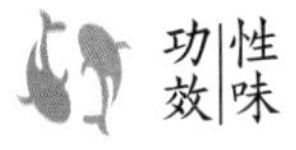

芡实，味甘、涩、平，归脾、肾经，其主要功能是涩精止遗。涩精止遗是指本品具有收敛、滋养的作用，可固精、止泻、止带。对于肾虚不固所导致的腰膝酸软、遗精滑精等，可与金樱子等同用，益肾固精；本品还可以健脾除湿、收敛止泻，对于脾虚湿盛、久泻不愈有较好的效果；芡实还可除湿止带，为治疗带下病的佳品，如很有名的《傅青主女科》中的易黄汤。

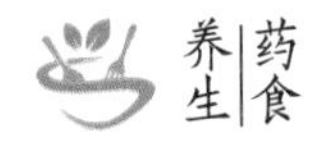

1. 虚劳腹泻：芡实羊肉汤（《健康生活》2018 年 11 期）

配方 芡实 100g，羊肉 100g。

制法 将备好的芡实和羊肉洗净，羊肉切块。一起放入砂锅，加入适量水，大火烧开后改文火煮至羊肉熟烂，加入适量盐、味精调味。

服法 分次食用。

效用 滋养强壮，补中益气，开胃健脾，固肾养精。适用于脾胃虚弱所致的食欲减退、胃脘满闷、大便稀溏等症。

养生指导 羊肉可补肾壮阳，温中养胃，补气养血，温中补虚；芡实可健脾益肾，收敛固涩。因此芡实羊肉汤可滋养强壮，补中益气，开胃健脾，固肾养精。

2. 失眠遗精：芡实百合汤（《中国益寿食谱》）

配方 芡实50g，百合30g。

制法 将备好的芡实、百合洗净，一同放入锅中，加入适量水煮成汤，加入白糖调味即可。

服法 可于每日早晚食用。

效用 补肾固精，养心安神。适用于肾虚引起的失眠多梦、遗精头晕等证。

养生指导 芡实可益精补肾；百合可养阴润肺，清心安神。二者合用可补肾固精，养心安神。

3. 腹泻遗尿：芡实糕（《随息居饮食谱》）

配方 鲜芡实1000g，糯米粉250g，白糖适量。

制法 选用七、八月份新鲜芡实，放入锅内加水煮熟后，去壳，晾干，研粉，同糯米粉、白糖一起加水拌和均匀，揉成面团，然后如常法做成芡实糕，蒸熟即可。

服法 每日早晚当点心，温热食用2~3块，连用5~7天。

效用 补脾，益肾，固涩。适用于小儿慢性脾虚腹泻、肾虚遗尿。

养生指导 本品出自《随息居饮食谱》，可补脾、益肾、固涩，适用于小儿慢性脾虚腹泻、肾虚遗尿。感冒发热期间不宜食用。

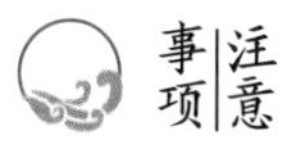

1. 芡实有固涩收敛的作用，所以不宜多食。

2. 芡实性涩，有较强的收涩作用，能加重便秘患者排便困难症状，使妇女产后恶露排出不畅，故不适用于便秘及妇女产后。

红小豆

利水消肿

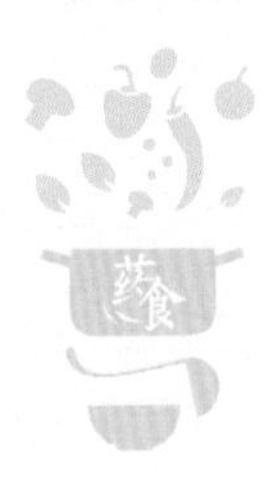

红小豆，又叫赤小豆、赤豆，首见于《神农本草经》，为豆科植物赤小豆或赤豆的干燥成熟种子。红小豆与相思子不是同一物，“红豆生南国，春来发几枝。愿君多采撷，此物最相思。”——诗人王维诗中的“红豆”即是相思子，是豆科植物相思子的种子，呈椭圆形，有豆腥味，主产于云南、广西、台湾等地。相思子有毒，不可代替红小豆入药。《晋郭璞传》记载了晋代名人郭璞用红小豆换来自己喜欢姑娘的故事：璞主庐江，爱主人婢，无由而得，乃取小豆三升，夜绕主舍散之。主人晨起，红衣数千围其家，视则灭，甚恶。请璞为卦。璞曰：君家不能蓄此婢，可于东南州里卖之，则此祟可除。主人从之。虽不为信，以供闲谈。

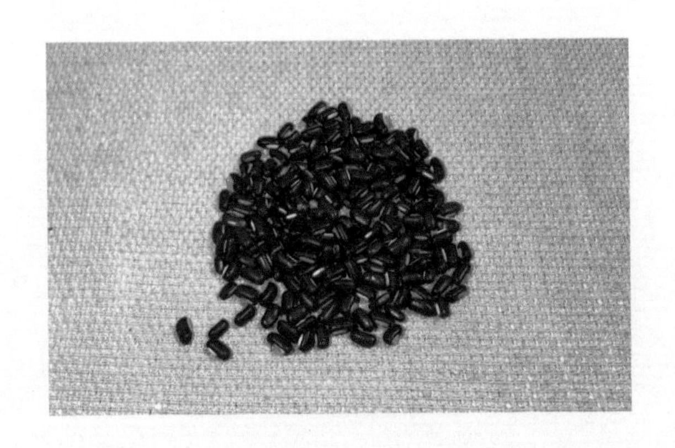

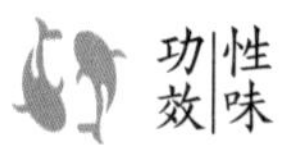

红小豆，味甘、酸，性平，归心、小肠经，其主要功能是利水消肿，解毒排脓。利水消肿是指红小豆可以利水消肿，利小便。红小豆中含有较多的蛋白质，对于低蛋白引起的水肿有较好的效果。解毒排脓是指红小豆对于疮疡肿毒有较好的治疗效果。

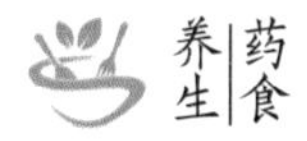

1. 水肿、产后缺乳：赤豆粥（《营养饮食》2016 年 04 期）

配方 赤小豆 50g，粳米 100g。

制法 将赤小豆洗净加入适量水煮至半熟，加入粳米同煮。以淡食为宜，或加入适量白砂糖调味。

服法 粥成后即可服用。

效用 健脾益胃，清热解毒，利水消肿，通乳。适用于水肿病、下肢湿气、小便不利、产后缺乳等。

养生指导 赤小豆即红小豆，是药食同源的佳品。现代研究表明赤小豆富含丰富的维生素，且具有很好的利尿作用，还可解酒解毒，对于心脏病、肾病和水肿有一定疗效。此外，本品还可增强机体免疫力，提高机体抗病能力。

2. 肥胖水肿：赤豆煮南瓜（《中华上品药材养生大全》）

配方 赤小豆 30g，南瓜 300g，浓缩橙汁 10g，蜂蜜适量。

制法 赤小豆洗净浸泡 4 个小时，南瓜洗净去籽切条；将赤小豆放入锅中，加入适量清水大火煮烂，放入南瓜条煮至瓜熟，倒入橙汁、蜂蜜即可。

服法 调味后即可服用。

效用 本品可利水减肥。

养生指导 南瓜营养非常丰富，含有瓜氨酸、精氨酸、胡萝卜素、脂肪、甘露醇、维生素等，可消炎止痛、解毒。现代研究表明南瓜对于预防、治疗糖尿病、高血压及肝脏、肾脏的一些病变有一定作用，还可防癌。赤小豆可利尿消肿。二者合用，对于高血压肥胖人群尤为适用。

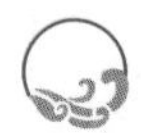

注意事项

1. 阴虚津伤者慎服。

2.《随息居饮食谱》：“蛇咬者百日内忌之。”被蛇咬者百日内食用赤小豆的话，会引发非常严重的后遗症。

3.《食性本草》：“久食瘦人。”故身体较瘦之人不可过食红小豆。

4. 红小豆可利尿消肿，故尿频、小便清长的人慎用。

补血圣品 阿胶

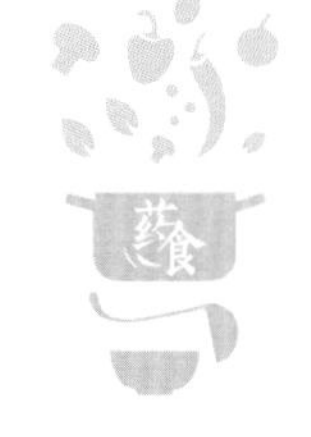

阿胶，首见于《神农本草经》，是马科动物驴的皮，经漂泡去毛后熬制而成的胶块，因产于山东东阿县而得名。阿胶现多产自山东、浙江，其中山东产者最为著名，浙江产者最为量大。相信大家对于阿胶并不陌生，阿胶具有显著的补血作用，被称为“补血圣药”，与人参、鹿茸一起被誉为“滋补三宝”。阿胶可补血止血，滋阴润肺，对于血虚证、出血证及阴虚燥咳、热病伤阴等有很好的效果。据考证，阿胶的应用距今已有三千多年历史。从古至今，女人都怕变老，武则天也不例外，所以当武则天听说阿胶具有滋阴养颜、延年益寿、延缓衰老的功效后，就养成了食用阿胶的习惯，每天早晚都要食用一次阿胶滋补汤，所以她八十高龄时仍面色红润，气色饱满。(《新唐书》)

性味功效

阿胶，味甘、性平，归肺、肝、肾经，其主要功能是补血。阿胶为血肉有情之品，甘平质润，为补血要药，对于血虚诸证，特别是因出血而导致的血虚有显著的疗效。本品单用即有效。另外阿胶还有止血作用，可单味炒黄研末用治疗妊娠期尿血。现代研究表明，阿胶由骨胶原组成，水解后可形成多种氨基酸，是保健佳品。

药食养生

1. 胎漏下血：阿胶粳米粥（《2016年中国药膳学术研讨会论文集》）

配方 阿胶60g，粳米200g，红糖少许。

制法 将粳米洗净，阿胶捣碎。先将粳米加水煮粥，米熟时加入捣碎的阿胶，边煮边搅匀，再加入红糖，拌匀即可。

服法 晨起及临睡前服用1剂，可持续服用。

效用 养血止血，补肾安胎。用于妊娠因阴血不足所致的胎动不安或胎漏下血。

养生指导 阿胶和粳米都有补益的作用，可用于妊娠期胎动不安或胎漏下血属阴血不足者。脾胃虚弱、呕吐泄泻、腹胀便溏、咳嗽痰多者慎食，感冒病人不宜食用。

2. 贫血缺乳：阿胶猪蹄（《中华上品药材养生大全》）

配方 阿胶15g，猪蹄4个约800g，葱50g，盐适量。

制法 将猪蹄去毛、洗净，用刀划口以便入味；阿胶打碎，葱切段，与阿胶放入锅中，加入适量盐调味。大火煮沸改小火煮至猪蹄烂熟即可。

服法 煮熟后即可代餐服用。

效用 本品可补益气血，适用于产后妇女及营养不良所致贫血者。

养生指导 中医学认为，猪蹄有壮腰补膝和通乳的作用，可用于肾虚所致的腰膝酸软和产妇产后缺少乳汁之证。而且还可丰胸。阿胶可补血，二者合用可补益气血，且通乳。

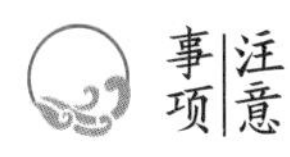

1. 阿胶性滋补，不宜连续服食，以免出现胸满气闷的感觉。

2. 凡胃虚弱，消化不良及出血症而内有瘀滞者，不宜选用。

桃仁

祛瘀通便

桃仁，为桃核里的仁儿，故名“桃仁”。本品最早见于《神农本草经》，历代中医本草多有记载，是一种应用广泛的中药，亦是食品。桃仁为蔷薇科植物桃或山桃的干燥成熟种子，桃属植物全世界有多种，栽培品种广泛，分布于寒温带、暖温带和亚热带地区。根据桃仁的生长环境、生长条件、品种等不同，分为山桃仁和桃仁。

山桃仁：多为野生，比较稀少，价格较贵，但功效强，外形较小。

桃仁：全国各地均产，多为栽培，除去桃的果肉及桃壳，取出种子晒干即是，可生用或炒用，不同产地形状各不相同。

宋·赵彦瑞有一首关于桃仁的词：

生查子

新月曲如眉，未有团圆意，红豆不堪看，满眼相思泪。

终日擘桃仁，人在心儿里，两朵隔墙花，

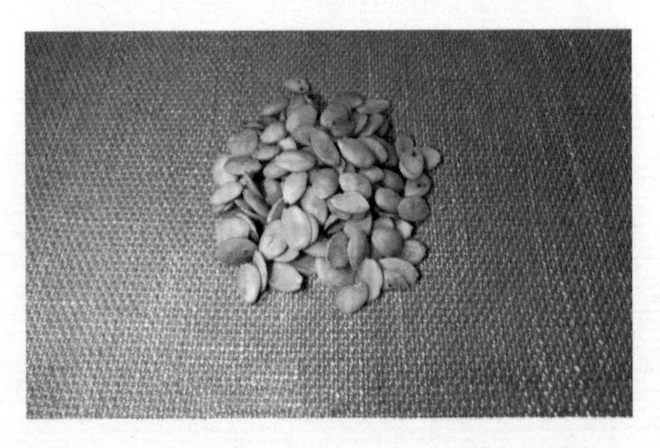

早晚成连理。

译文：

新月弯弯如眉毛，没有圆的意思。

不忍心看红豆，满眼都是相思泪。

整天劈桃核，那人像桃仁嵌在核中一样嵌在我心中。

两朵隔墙相望的花，早晚会结成连理枝。

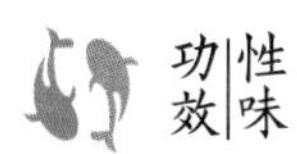

性味功效

桃仁，味苦、甘，性平，有小毒，归心、肝、大肠经，主要功能是活血祛瘀，通便止咳。桃仁有活血、抗炎、抗菌、抗肿瘤等作用，可促进体内血液运行，降低血液黏稠度，清除人体五脏六腑、四肢各个部位的瘀血，促进新血的生成，使全身血管通畅，为千古名方“桃红四物汤”的君药。桃仁还可通便止咳，在下可增强大肠的排泄功能，在上可调节呼吸系统，使呼吸平稳舒畅。

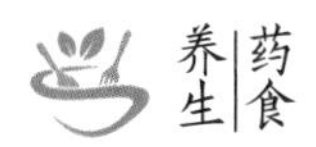

药食养生

1. 便秘咳嗽：双仁汤（《圣济总录》）

配方 桃仁 6g，杏仁 6g，大枣 3 枚。

制法 均放入砂锅中，加清水浸泡半天，加大枣，煮约 1 小时即成，或与粥同煮。

服法 餐后饮用或与粥同服，一日 2 次。

效用 止咳润肠。适用于久咳、顽固性便秘。

养生指导 本方为止咳润肠的代表方。长期咳嗽或哮喘，治疗不及时，可造成肺脏和大肠的损伤。方中桃仁、杏仁均可润肠通便，止咳平喘。便闭一证，有寒热虚实之别，本方主要适用于咳嗽表现以肺气不利、呼吸不畅甚则气短的慢咳为主，伴大便干燥的患者尤为适用。

2. 咳嗽:《必效》疗咳方（《外台秘要》）

配方 大枣100g，豆豉100g，炒桃仁（去皮、尖）100g。

制法 上三味，合捣为丸如枣大。

服法 餐后服用，一日两次，一次1丸，约3g。

效用 定喘止咳。适用于咳嗽。

养生指导 本品桃仁下气止咳平喘；豆豉透邪外出，宣散气机；大枣补气养血，防止桃仁峻烈。三者合用，共成止咳之名方。本品多用于气血瘀滞所致的慢性久嗽的辅助治疗，喘嗽突发和严重者不宜服用，当需及时就医辨证施治。

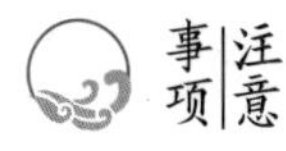

1. 孕妇不能用。
2. 便溏者慎用。
3. 本品有小毒，服用不可过量。

桔梗

祛痰止咳

桔梗，首见于《神农本草经》，李时珍曰："此草之根结实而梗直"，故名。"桔梗"又称包袱花、铃铛花、僧帽花等，是一种多年生桔梗科植物，全国各地均有种植，东北、华北地区产量较大，华东地区质量最优。其花呈暗蓝色或暗紫白色，可作为观赏花卉；药用桔梗为其根部。本品在中国东北地区常被腌制成咸菜，在朝鲜、韩国常被用来制作泡菜。

桔梗花语及趣闻如下：

1. 桔梗花语——永恒的爱和无望的爱

有一个女孩叫桔梗，她与一名男孩相爱，但那个男孩去了遥远的地方学习仙术。桔梗一直在原地等待，最后化身为花朵，因此桔梗花有一个花语为无望的爱。之后那个男孩回来后，在别处得知桔梗的故事，内心愧疚，于是陪在桔梗左右，生生世世。桔梗给了他一世，他却

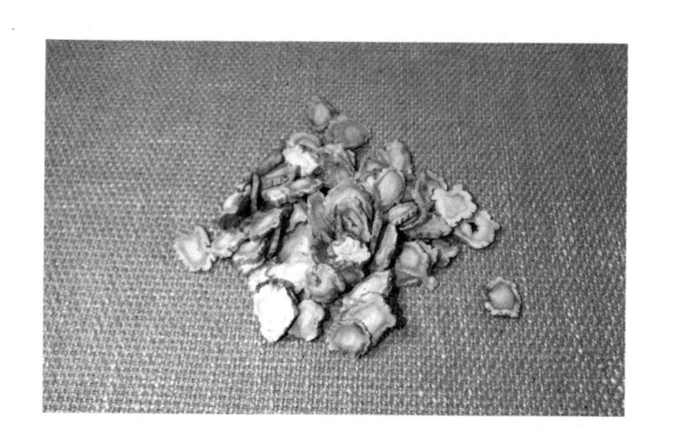

给了桔梗生生世世，因此，桔梗的另一个花语为永恒的爱。(《花与花语》)

2. 奇怪的民谣“倒垃圾”

朝鲜民歌《桔梗谣》:

桔梗哟，桔梗哟，桔梗哟，桔梗
白白的桔梗哟，长满山野
只要挖出一两棵
就可以满满地装上一大筐
哎嗨哎嗨哟，哎嗨哎嗨哟，哎嗨哟
多么美丽哟，多么可爱哟
这也是我们的劳动生产

朝鲜语中，“桔梗”一词的发音“道拉基”和“倒垃圾”几乎一样。朝鲜民歌《桔梗谣》第一句歌词“桔梗哟，桔梗哟，桔梗哟”，听着像“倒垃圾，倒垃圾，倒垃圾”一样，而中医认为桔梗具宣肺祛痰的功效，相当于“倒垃圾”。(《桔梗谣》)

性味功效

桔梗，味苦、辛，性平，归肺经，其主要功能是宣肺止咳，祛痰排脓。宣肺止咳指桔梗具开宣肺气、止咳利咽作用，有抗炎及增强机体免疫作用，为治疗咳嗽的要药，无论寒热，皆可使用。据《珍珠囊》记载，桔梗可缓解咽喉疼痛，宣利肺气，治疗鼻塞。祛痰排脓指桔梗可宣利肺气以排壅肺之脓痰，对呼吸系统有兴奋作用，可刺激呼吸道，增强呼吸道黏膜分泌，稀释痰液，从而加速排出，临床多配合鱼腥草、冬瓜仁等共起清肺排脓作用，为治疗痰多、咳痰腥臭的常用药。

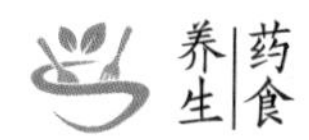

1. 咽痛咳嗽：桔梗汤（《伤寒论》）

配方 桔梗 3g，甘草 6g。

制法 共放入砂锅中，加清水 300mL，浸泡 30 分钟，煎煮，去滓，即可服用。

服法 餐后饮用，早晚服用，每日两次，脓尽勿再服。

效用 宣肺利咽，清热解毒。适用于咽痛咳嗽，时出浊沫，气息腥臭，久而吐脓者。

养生指导 桔梗可直入肺经，和其他中药同时服用时，也可使其他药物的作用都向肺部集中，直接作用于肺脏，使疗效更加专一，后世多称此功效为“载药上行”；张元素认为，桔梗能清理肺气，使咽喉保持通畅，为作用于肺经的引经药物，常常与甘草同时使用。同时桔梗还有清热解毒的功效，配合甘草，组成本方桔梗汤，多作为肺经的引经药物，用于治疗咽喉肿痛、咳嗽、肺痈初期阶段。

2. 痰多：桔梗汤（《普济方》）

配方 桔梗 6g，甘草 6g，薏苡仁 10g。

制法 共放入砂锅中，加清水 500mL，浸泡 30 分钟，煎煮，去滓，即可服用。

服法 餐后饮用，早晚服用，每日两次，脓尽勿再服。

效用 宣肺利咽，清热解毒。适用于咽痛咳嗽，时出浊沫，气味腥臭，久而吐脓者。

养生指导 桔梗作为肺经引经药物，可使药物直接作用于肺；薏苡仁有清利身体内水湿的作用，还可清除体内积热、排出壅积的痈脓；甘草调和诸药。三药共用而成方，可作用于肺痈初始阶段。

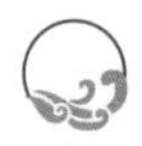

注意事项

1. 服用剂量不宜过大。

2. 胃及十二指肠溃疡者慎用。

荷叶

瘦身良药

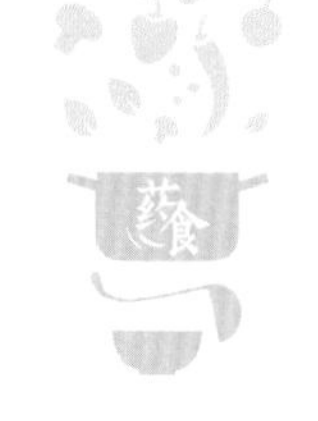

古人将莲称荷，荷叶，又称莲花茎、莲茎，是睡莲科草本植物莲的叶片，分布在中亚、西亚、北美、印度、中国、日本等亚热带和温带地区，国内各地均有种植且历史悠久，早在西周初年至春秋战国时期就有记载，《诗经》中描述“隰有荷华”“彼泽之陂，有蒲有荷”，在辽宁及浙江曾经发现过碳化的古莲子。荷叶直径最大可达60cm，莲花直径最大可达20cm。夏、秋二季采收，晒至七、八成干时，除去叶柄，折成半圆形或折扇形，干燥即可。

1. 代表坚贞的品格

周敦颐《爱莲说》节选：

水陆草木之花，可爱者甚蕃。晋陶渊明独爱菊。自李唐来，世人甚爱牡丹。予独爱莲之出淤泥而不染，濯清涟而不妖，中通外直，不蔓不枝，香远益清，亭亭净植，可远观而不可亵玩焉。

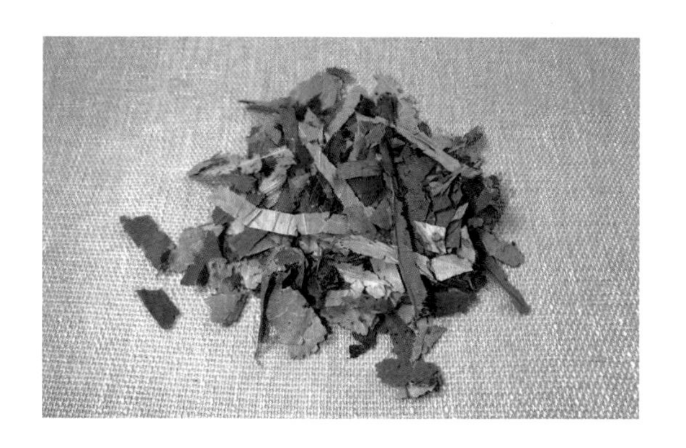

注：周敦颐作《爱莲说》，表明了他对莲花“出淤泥而不染，濯清涟而不妖……可远观而不可亵玩焉”的赞赏，通过歌颂莲花坚贞的品格，从而也表现了作者洁身自爱的高洁人格和洒脱的胸襟。

2. 慈禧“莲叶托桃”

“莲叶托桃”谐音为“连夜脱逃”。1900 年 8 月，八国联军攻占北京，慈禧吓得魂不附体，带着光绪帝等人慌忙出逃，一路装扮成百姓模样，昼夜兼程，从北京逃到西安。同年十一月，英、法、德、意军队侵入保定，莲池宝物被洗劫一空，亭台楼榭被摧毁殆尽。次年慈禧要从西安经保定返京，提前通知要经过的州城府县，为她建造行宫。李鸿章为讨慈禧欢心，选调能工巧匠，强拉民夫，搜刮钱粮，不分昼夜地强迫人们赶修行宫，并修建莲池为“御苑”。刚遭洗劫的保定民众怨声载道，被召来的工匠们更是气愤和心痛，为了出气，合出一计，便在宫殿屋脊上雕塑了一个大荷叶，荷叶上托着一只大仙桃，荷叶又名莲叶，“莲叶托桃”谐音为“连夜脱逃”，意在影射慈禧一伙连夜逃出北京的丑态。大太监李莲英看出了端倪，禀告了慈禧，慈禧恼羞成怒，杀死了工匠们，石雕也同时被毁掉了。现今，人们为了纪念被杀害的工匠，让后人永记慈禧的这段历史，在莲池的其他亭子屋脊上重新制作了“莲叶托桃”的石雕。(《故事世界》)

性味功效

荷叶，味苦、涩，性平，归心、肝、脾经，主要功能为清暑利湿，升阳止血，清热解暑宜生用，散瘀止血宜炒炭用。清暑利湿指荷叶既善清夏季之暑邪，又可增强脾脏功能而清利体内湿气，常用于治疗炎热夏天所发生的拉肚子，古书记载荷叶有清凉解暑、止渴生津的功效，可治疗痢疾，缓解暑热天气所致的上火等。荷叶由于利水功效强大，被奉为“瘦身良药”，《本草纲目》里面记载吃荷叶可使人变瘦，现代研究表明单味荷叶有利尿功效，常被用来作为减肥药的配方。升阳止血指荷叶炒炭使用有散瘀止血的作用，古书《日用本草》记载荷叶可治疗呕血、吐血，临床可用于治疗血热吐衄、便血、崩漏等多种出血证。

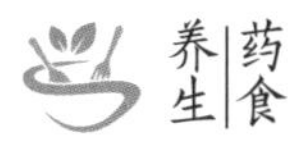

1. 皮肤病：荷叶散（《单方验方新医疗法选编》）

配方 荷叶 10g，香油适量。

制法 荷叶烧炭，研细末，香油调匀。

服法 取适量敷患处即可，一日二次。

效用 散瘀凉血，行血止血。适用皮肤病起水泡、脓疱、皮肤瘙痒、破溃、发热等。

养生指导 荷叶入心、肝、脾经，炒炭用可散瘀活血，凉血止血；荷叶散具有良好的止血散瘀功效，对平时生活中的不慎磕碰损伤或脚气瘙痒等，可用荷叶散涂抹患处，起到散瘀止血、促进伤口愈合的作用。荷叶散平时可用封闭的小瓶子保存。

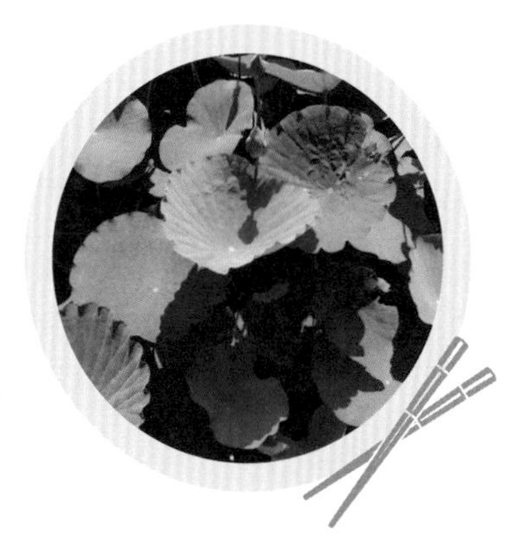

2. 瘦身：荷叶瘦肉汤

配方 荷叶 10g，扁豆 15g，薏苡仁 30g，冬瓜 300g，瘦猪肉 90g，青葱 2 根，姜 3 片，盐适量。

制法 将冬瓜、荷叶、薏苡仁、扁豆、猪肉洗净，冬瓜连皮切块、猪肉切块、薏苡仁浸泡 3 个小时，备用。锅里倒入适量的水，大火加热，水煮滚后放入荷叶，大火煮约 15 分钟，煮好后将荷叶捞起丢弃，留汁。将所有食材放入荷叶汁中，加入姜、葱，大火煮约 3 分钟，接着转小火煮 1 个小时，加盐调味即可。

服法 早晨或中午当餐食用。

效用 健脾利湿，清热祛浊。

养生指导 荷叶瘦肉汤中荷叶、薏苡仁、冬瓜均能健脾利湿，清热利尿，瘦肉可补中益气。该方可用于脾虚湿盛，面色㿠白，体重乏力、肢体或腹部肿胖、舌体胖嫩及肥胖者辅助减轻体重。

注意事项

1. 脾胃虚寒的人不宜服用。
2. 体瘦气血虚弱者慎服。

莱菔子

冲墙倒壁

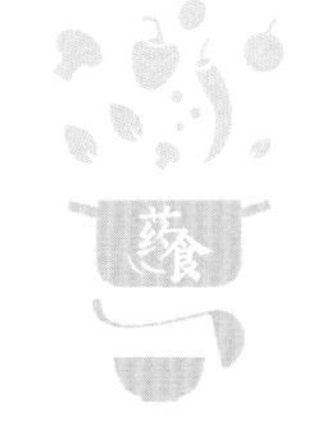

莱菔子，又名萝卜子，莱菔（萝卜）入药，始载于唐末宋初的《日华子本草》，为中医常用消食导滞、降气化痰之品。本品又称萝卜子、萝白子、菜头子，因消食除胀功效明显，故称其能“冲墙倒壁”。莱菔子为十字花科植物萝卜的干燥成熟种子，夏季果实成熟时采割植株，晒干，搓出种子，除去杂质，晒干即得。其种皮薄而脆，呈类卵圆形或椭圆形，稍扁，长2.5~4mm，宽2~3mm，表面黄棕色、红棕色或灰棕色。全国各地普遍栽培，主产于河北、河南、浙江、黑龙江等地。

莱菔子：簸去杂质，漂净泥土，捞出，晒干，用时捣碎。

炒莱菔子：取净莱菔子，置锅内用文火炒至微鼓起，并有香气时为好，取出晾晒即可。

1. 三钱莱菔子，换了个红顶子

相传慈禧有一年做寿，游园看戏又品尝各

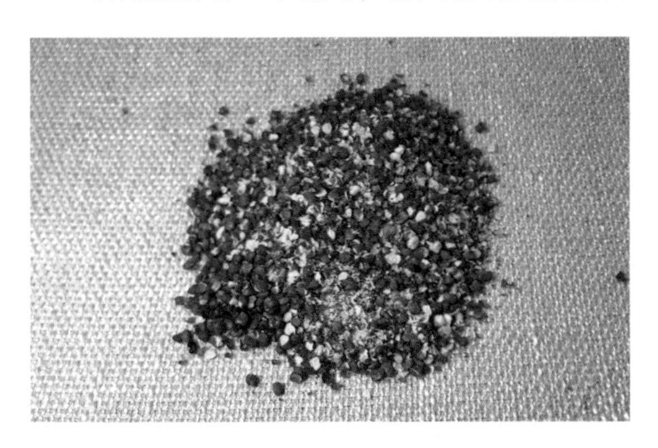

种寿字图案的佳肴，一时高兴而吃多，病倒了，精力日衰，太医每日给上等人参煎独参汤进行滋补。开始有效，后来非但不效，反觉头胀、胸闷、食欲不佳、爱怒、鼻流血，太医无策，即张榜招贤，称凡能医好病者必重赏。三天后，有走方郎中，对皇榜细加琢磨，悟出了太后的发病机制，便揭下皇榜。郎中从药箱中取出了三钱莱菔子，细研后加面粉用茶水拌，做成粒丸子，用锦帕一包呈上，且美其名曰“小罗汉丸子”，嘱咐每日服3次，每次1粒。

太后服下1丸鼻血止；2丸下去，内胀除；3丸服下，能吃饭。太后大喜，赐给郎中一个红顶子（是官衔的标志）。当时盛传“三钱莱菔子，换了个红顶子”。（《健康报》）

2. 疗富家公子顽疾

清朝年间，苏州府有位姓杨的富家公子，年已三十岁，声色犬马，不务正业，一次，杨公子偷花了家里一千两银子，被父亲发觉后一顿责骂，虚弱的身体受刺激竟病倒了，开始像伤寒，后来渐渐地神志昏迷，卧床不起。其父请来一位医生，诊视之后，认为是纯虚之证，每日用人参三钱，愈补痰火愈结，最后竟身体僵硬如尸，皮下还大大小小地生了上千个痰核。家里人都以为他不行了，已开始哭哭啼啼地准备后事。

这时，有一位邻居对其父说：“叶天士是当今名医，何不请他来看看？”其父立即请叶天士前来诊治。叶天士诊视之后，大笑着说道：“你们哭哭啼啼地准备后事，都以为病人无救了是不是？你们拿来大板，重打他几十下，他都死不了。”其父听叶天士出言不逊，当即对他说：“我儿子自得病来，光吃人参就花了一千两银子，你要是能治好他的病，我就再拿出一千两银子作谢酬。”叶天士摇摇头，说道:“我自从行医以来，还没有收受过这么丰厚的诊金，咱们还是先治病人要紧。”说罢，便开了一张方子，上面都是些清火安神之类药，然后，又留下些自带的药末，叫病人一起服用。

病人服药之后，三天能讲话，五天可起坐，一个月便行动自如。其时，正值杨家花园里的牡丹花盛开，全家人正在庆贺公子病体的康复，叶天士此时刚好出诊路过此处，顺便入席，几杯酒下肚后，对其父说道:“令郎服了一千两银子的人参差点儿送了命，吃了我带的那种药末转危为安，少说也得把药的本钱还给我吧！”其父忙说道:“那天一时疏忽，未能付给药金，这当然是少不了的，还请先生说个数目。”叶天士回答道:“增病人参，价值千两，去病药末，自当倍之——不多不少，二千两银子！”

其父一听，顿时面露难色。在座的其他人也都面面相觑，一言不发。叶天士突然又放声大笑起来，说道:“不要害怕，不要害怕！我就以实相告吧——那药末是我花八文钱买来的萝卜籽（中药名“莱菔子”）研成的。”大家这才知道叶先生方才是故意开的玩笑，便也一齐大笑起来。(《中国中医药报》)

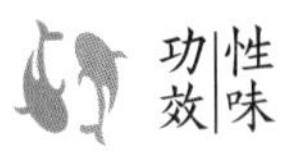

性味功效

莱菔子味辛、甘，性平，归肺、脾、胃经，其主要功能是消食除胀，降气化痰。消食除胀指莱菔子可促进饮食消化，对消化系统有兴奋作用，尤其适用于食积气滞证，对腹胀、腹痛、大便秘结疗效较佳。降气化痰是指莱菔子具有抗菌、祛痰、镇咳、兴奋呼吸系统、促进排痰的功效。据古代医书《滇南本草》记载莱菔子可消腹胀，降食痰，并擅长治疗肠胃积滞引起的腹胀、腹痛。现在家庭常备的治疗饮食积滞药物“保和丸”，莱菔子即为其组成药物之一。

养生药食

1. 慢性咳嗽、支气管炎：莱菔子粥（《老老恒言》）

配方 莱菔子末 15g，粳米 100g。

制法 将莱菔子与粳米同煮为粥。

服法 早晚各一次，温热食。

效用 化痰平喘，行气消食。适用于老年慢性气管炎、肺气肿，或食肉食过多而口黏痰多者。

养生指导 莱菔子即平日家常用的萝卜子，可消食化痰，行气平喘，慢性咳嗽或支气管炎的患者，可日常早晚熬汤当饭食用。

2. 腹胀、大便不畅：莱菔子粥（《寿世青编》）

配方 莱菔子 300~500g。

制法 将莱菔子放入锅里，加适量水，熬汤喝。

服法 早晚各一次，至大便通畅为止。

效用 化食除胀，通利二便，止腹痛，化痰平喘。

养生指导 本粥方，只有莱菔子一味药，药力专一，治疗老年慢性气管炎、肺气肿、咳嗽多痰、腹胀、大便不畅等。

注意事项

1. 气虚及无食积、痰滞者慎服。
2. 不能与人参同用。

党参

补气生津

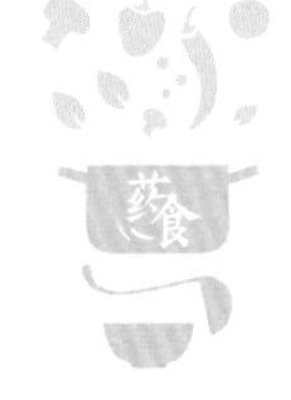

成书于清康熙三十四年《本经逢原》是最早提到党参的，不过，当时党参从未见经传，无正式学名，而用了“上党人参”这一名称。本品为桔梗科多年生草本植物党参、素花党参或川党参的干燥根，有特殊的香气，气味浓，味微甜，因产于上党郡，而根形如参故名党参。广泛分布于中国西藏东南部、四川西部、河南等，全国各地有大量栽培，其中山西上党地区出产的党参为上品。为常用的补益药，能增强人的免疫力，扩张血管。

传说吕洞宾和铁拐李二位神仙从中原来太行山云游，看到四周犹如仙境一般，二仙赞叹不已，当他们走到平顺地界时，忽然看到一头野猪，在山坡上的土里乱拱，二仙童心未泯，想看个究竟，见野猪拱过的地方，黑土疏松，油光发亮，土里长着一种类似豆秧的东西。铁拐李将它含在嘴里，边嚼边跟着吕洞宾赶路，

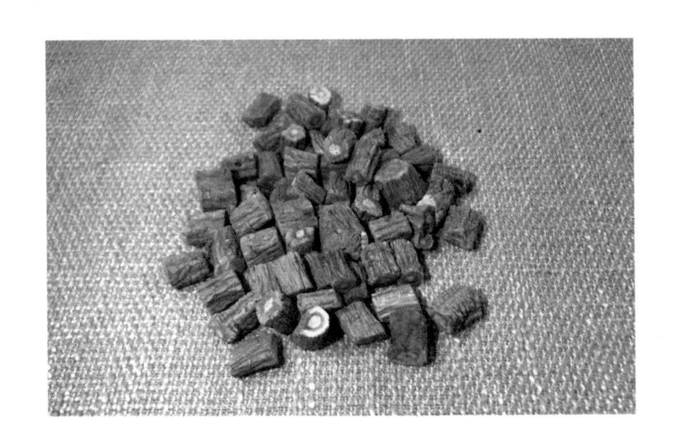

走过了一程，吕洞宾气喘吁吁，回头看看铁拐李，却神情如常，紧紧跟随。途中遇到一个樵夫，樵夫说："这是一种神草。"

传说古时上党郡有户人家，每晚都隐约听到人的呼叫声，却始终不见其人，在深夜，主人随声寻觅，终于在离家不远的地方，发现一株不平常的形体和人一样的植物，因出在上党郡，所以叫"党参"。(《御食家》)

性味功效

党参，味甘，性平，入肺、脾两经，其主要功能是补中益气，健脾益肺，生津养血，扶正祛邪。党参既能补中焦脾胃之气，又能补益肺脾之气，促进脾胃消化，使气血生成增多，增强细胞代谢活力。党参还可大补元气，兼补气血，调节脾胃功能，提高机体免疫力。党参所含的氨基酸、维生素、糖类等，能增强免疫力、扩张血管、降压，还可以改善微循环，增强造血功能。党参还能抑制胃肠道分泌消化液，减少胃酸、胃蛋白酶的分泌，对胃溃疡有明显的保护和促进其愈合的作用，还能大补元气，兼能补气血。本品还能改善冠心病患者的心功能，提高机体免疫力，延缓衰老，故临床上冠心病、出血性疾病、胃溃疡以及身体虚弱气血不足的人群都可以食用。

药食养生

1. 哮喘病人：黄芪茶（《长庚书库》）

配方 黄芪 25g（打碎），党参 20g，红枣 16 粒。

制法 红枣淘净劈开备用。将黄芪、党参、红枣放入药壶中，加水适量，煎煮 30 分钟。

服法 滤汁留汤，可分次饮用。身体虚弱患者可根据情况，长期代茶饮。

效用 补气养血，增强免疫力。适用于气虚的哮喘病人及气血虚弱的产后妇人及免疫力差的人群等人。

养生指导 黄芪能提高人体免疫力，有强心抗衰老的作用；党参甘平，有补脾养胃、润肺生津、健运中气的功效；红枣可补气血，提高免疫力。三者搭配可以使人体免疫力提高、降低胆固醇，促进新陈代谢，起到延年益寿的作用。皮肤蜡黄的气血不足的人群、气虚的哮喘患者及产后妇人等等可以早晚食用，1个月为一疗程。

2. 气血不足之心悸气短：党参山药炖猪腰（《党参药膳六则》）

配方 党参片、山药片各20g，当归9g，猪腰500g，酱油、食醋、姜丝、蒜末、麻油等调料各适量。

制法 先将三味中药洗净，用纱布包好，猪腰剔去筋膜切成薄片，与中药包一起放入砂锅，加清水适量，炖熟吃猪腰喝汤。

服法 每次适量服用，可作为长期食用的膳食。

效用 本汤具有养血益气补肾的作用。适用于气血不足、心悸气短、失眠自汗等人群，健康人服用更能增添精力，防病强身。

养生指导 党参、山药补中焦脾胃气血，增强机体抗病能力；猪腰为血肉有情之品，补肝肾强筋骨。三物合用可起到补先天之肾和后天之脾胃的作用。

3. 产后妇人：党参田七蒸母鸡《党参药膳六则》

配方 党参 30g，田三七 5g，母鸡 1 只（约 1000g）处理好备用，姜丝、食盐、味精适量。

制法 将党参、三七和各种调料纳入鸡腹中，放入一个大碗内，加水适量，隔水蒸 2 小时，取出分次食肉喝汤。

服法 炖熟后可分次食肉喝汤，根据产妇情况适量食用，作为产后妇人补养气血的食疗方。

效用 本品有补气养血活血的功效。适用于产后妇人面色苍白、精神困倦、乏力、体质虚弱等证。

养生指导 本品为民间常用补气养血活血的小方子。其中党参补中益气；配田三七补血活血养血，母鸡温补气血。三种药食改善产后妇人气血虚弱、心悸气短、乏力等证。

注意事项

1. 感冒发烧的病人、有邪热的易上火病人，不能单独用。
2. 高血压颜面烘热的人不适合用。

黑芝麻

益精通便

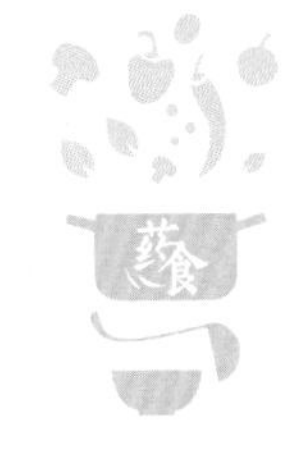

黑芝麻始载于《神农本草经》，列为上品："胡麻，主伤中虚羸，补五内，……久服，轻身不老。一名巨胜，叶名青蘘，生川泽。"黑芝麻别名方茎、巨胜、虱、脂麻、油麻、胡麻、麻仁、胡麻仁、胡麻子。

上品药材的黑芝麻也曾获得慈禧太后的喜爱。慈禧太后十分注重养生，非常信赖药膳食谱，她身边聚集了很多药膳行业的顶尖人物，其中就有山东著名的药膳大师田中宝。据说，一日慈禧食欲不振，命厨子们做一点新鲜的玩意，其他御医都紧张起来：是燕窝选料不好还是人参成色不对，让老佛爷没有胃口？于是纷纷开始研究怎样能将人参、燕窝、熊掌等做得更好。田中宝心想，这老太太可能是山珍海味吃多了，使得胃口提不起来了，于是他就制作了由芝麻、黄豆组成的养颜瘦身粥，深得慈禧的喜爱，田中宝也因此被提拔为御膳房管事。(《中国中医药报》)

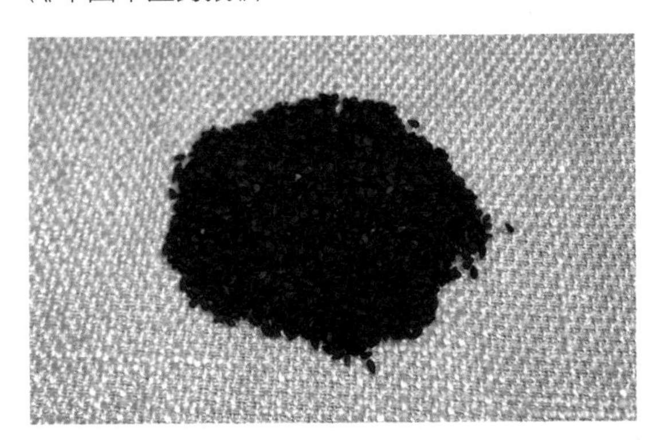

功效 性味

黑芝麻，味甘，性平，归肝、肾经，其主要功能是补益精血，润燥滑肠。五色主五脏，黑芝麻色黑，主肾脏。补益精血指黑芝麻具有补益肾脏之精的作用，精血同源，故同时也能补益肝脏，可以用来治疗精血不足之证，如头晕眼花、耳鸣耳聋、须发早白、病后脱发。润燥滑肠指黑芝麻本身富含大量油脂，对于肠燥便秘患者有润肠通便之功。

养生 药食

1. 乳汁不足：黑芝麻粥（《本草纲目》）

配方 黑芝麻 25g，大米适量。

制法 将黑芝麻捣碎，大米淘净，加水适量煮粥。

服法 热服，每日 2~3 次，或经常佐餐食用。

效用 补肝肾，润五脏。适用于产后乳汁不足以及老年体衰眩晕、消瘦、便秘、须发早白等证。

养生指导 本品以黑芝麻配大米熬煮以补肝肾，润五脏。黑芝麻补益肝肾，以大米粥熬之补益胃气，脾胃为气血生化之源，促进精血生成。两者合用补益精血，同时润肠通便。可用于产后精血乏源，乳汁不足的产妇，肝肾不足的老年者、须发早白者以及肠燥便秘者等。

2. 肾虚白发：黑芝麻桑叶补肾乌发散（《益寿宝典》2018 年 28 期）

配方 桑叶、黑芝麻各 500g，制首乌 200g，蜂蜜适量。

制法 将桑叶淘洗干净，晾晒至干碾碎；再将黑芝麻碾碎，也可直接将桑叶、黑芝麻、制首乌都打成粉，混合后放入干燥容器内保存。

服法 每天服用两平匙（约10g），服用时加点蜂蜜，然后用温水拌匀即可。

效用 滋补肝肾，清热凉血，养血乌发。适用于肝肾不足、血热之白发、脱发。

养生指导 本品可用于肝肾不足所致的白发、脱发，血热所致的脱发。方中桑叶味甘、苦，性寒，入肺、肝经，可疏散风热，清肺润燥，平肝明目，凉血止血。制首乌味苦、涩，性微温，入肝、肾经，能养血滋阴，乌须发，为治疗脱发、白发之要药。现代药理研究表明，制首乌除能缓解动脉硬化外，还能增加毛发黑色素的生成。蜂蜜补虚解毒而调和诸药。诸药合用，共奏滋补肝肾、清热凉血、养血乌发之功效。

注意事项

炒黑芝麻有润肠通便作用，患有慢性肠炎、便溏腹泻者不宜大量服用。

蜂蜜

润燥解毒

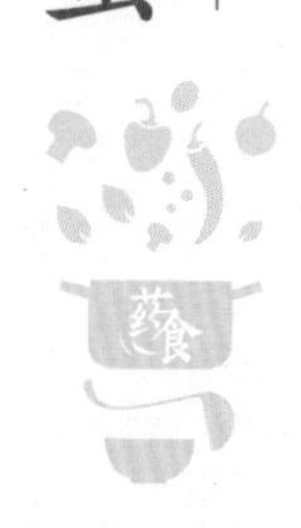

蜂蜜最早见于《神农本草经》，奉为上品。本品既可作为中药应用，又可作为营养品食用，生活中被人们广泛使用。蜂蜜由蜜蜂酿造而成，蜜蜂根据蜂种的不同又可分为中华蜜蜂和意大利蜜蜂。中华蜜蜂又叫土蜂，酿造的蜂蜜叫土蜂蜜，酿蜜周期长、蜜源稀少，其对人体健康价值高,《本草纲目》中记述其为药引的首选蜜，堪称“蜜中精品”。意蜂蜜，是从国外引进的意大利蜂产的蜂蜜，它生产周期短，含水量大，夏季易发酸起沫变质，营养价值远不如土蜂蜜。

诗人苏轼很爱吃蜂蜜，在他流放黄州和惠州时，曾养过蜜蜂，因而深爱之。仲殊和尚原名张挥，安州人，世居钱塘，他不吃五谷杂粮，以食蜂蜜菜蔬为主，与苏轼的嗜好相同，两人都爱吃蜂蜜，因而“臭味相投”，一见如故，成为好友。仲殊和尚用餐时，喜欢先把素菜浸于蜂蜜中，或以菜蘸蜂蜜后才吃，他人都很嫌弃，不愿与仲殊和尚共餐，唯独苏轼与仲殊和尚嗜

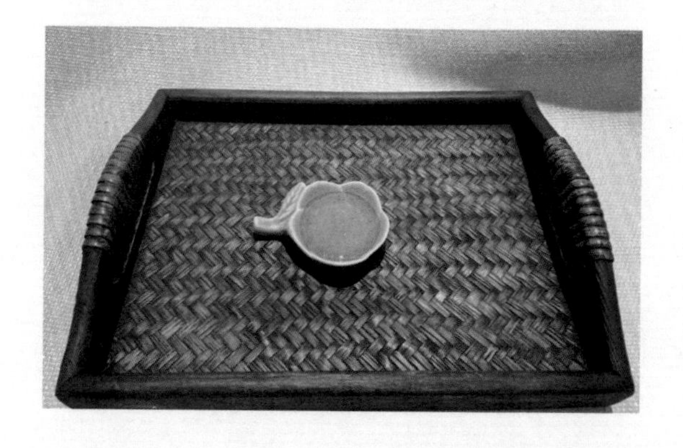

同味合，一同进食甚欢。苏轼曾作诗《安州老人食蜜歌》给僧人仲殊，诗中借介绍老人吃蜂蜜的习惯，称誉老人的人品和诗作：

安州老人心似铁，老人心肝小儿舌。不食五谷惟食蜜，笑指蜜蜂作檀越。

蜜中有诗人不知，千花百草争含姿。老人咀嚼时一吐，还引世间痴小儿。

小儿得诗如得蜜，蜜中有药治百疾。正当狂走捉风时，一笑看诗百忧失。

东坡先生取人廉，几人相欢几人嫌。恰似饮茶甘苦杂，不如食蜜中边甜。

因君寄与双龙饼，镜空一对双龙影。三吴六月水如汤，老人心似双龙井。

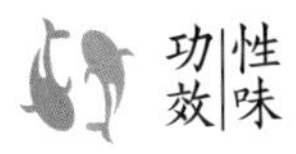

性味功效

蜂蜜味甘，性平，归肺、脾、大肠经，其主要功能是补中，润燥，止痛，解毒。补中是指蜂蜜可补益中焦脾胃之气，提高机体免疫力，适用于脾气虚弱者；润燥是指蜂蜜可滋润脏腑，对于肺燥咳嗽、肠燥便秘者可润肺止咳，润肠通便；止痛是指蜂蜜具有甘缓之性，可缓急止痛，对于中虚里急，脘腹疼痛，空腹痛甚，食后稍安者既补中益气，又可止痛；解毒是指本品可与有毒类药物同煎，降低药物毒性，大剂量服用本品也有一定的解毒作用。《神农本草经》中载本品“主心腹邪气，诸惊痫痉，安五脏诸不足，益气补中，止痛解毒。除众病，和百毒”。这句话完美诠释了蜂蜜的功效。

养生药食

1. 小儿肠道寄生虫：生姜蜜（《新医学》）

配方 生姜60~100g，蜂蜜适量。

制法 取新鲜生姜，洗净后捣烂取汁，去渣，然后加入蜂蜜于生姜汁中，共成60g姜蜜。

服法 1~4岁服30~40g；5~9岁服50g；10~13岁服50~60g。均分作2~3次服下。

效用 温中，散寒，止痛。适用于小儿蛔虫性肠梗阻。

养生指导 本品温暖中焦，止痛。生姜谓“呕家之圣药”，可止蛔虫梗阻所致呕吐，又可温暖中焦，治疗蛔虫梗阻所致的厥逆之证，症见手脚冰凉。蜂蜜缓急止痛，润肠通便，可助蛔虫排出体外。本品对其他类型肠梗阻不宜选用。

2. 小儿伤食：蜜饯萝卜（《普济方》）

配方 白萝卜500~1000g，蜂蜜150~200g

制法 将白萝卜洗净后，切成条状或丁状；在锅内加入清水，烧开后，放入萝卜再烧，至煮沸后即可把萝卜捞出，晾晒半日，再把它放入锅内，加入蜂蜜，以小火烧煮，边煮边调拌，调匀后，取出萝卜晾凉即可。

服法 饭后嚼食30~50g。

效用 宽中行气，消食化痰。适用于小儿饮食不消，腹胀嗳腐。

养生指导 本品用于小儿伤食之食少纳差、消化不良、腹胀、嗳腐。本品中白萝卜有促进消化、增强食欲的功能，《本草纲目》称之为“蔬中最有利者”，配合蜂蜜补中益气，共同促进胃肠道功能的恢复，改善小儿伤食症状。

注意事项

1. 痰湿内蕴、中满痞胀及大便不实者慎服。

2. 蜂蜜不可与生葱同食。《金匮要略》：“生葱不可共蜜食之，杀人。”《本草纲目》：“生葱同蜜，食作下痢。”

3. 不宜与豆腐同食。豆腐味甘、咸，性寒，能清热散血。与蜂蜜同食易导致腹泻。

4. 不宜与韭菜同食。韭菜含维生素C丰富，容易被蜂蜜中的矿物质铜、铁等离子氧化而失去作用。另外，蜂蜜可通便，韭菜富含纤维素而导泻，容易引起腹泻。

5. 不能用沸水冲饮。蜂蜜含有丰富的酶、维生素和矿物质，若用沸水冲饮，不仅不能保持其天然的色、香、味，还会不同程度地破坏它的营养成分。因而最好用不超过35℃的温水冲饮。

榧子

杀虫润燥

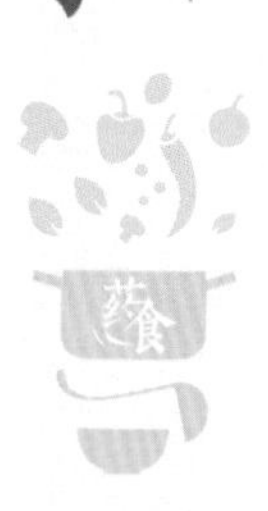

榧子最早以“彼子”记载于《尔雅》，其性味功用始载于《神农本草经》,《唐本草》首次出现“榧子”这一名称。榧子又名榧实、玉山果、赤果，为红豆杉科植物榧的种子。每年 4 月开花，次年 10 月种子成熟，呈核果状。种子成熟后采摘，除去肉质外皮，取出种子，晒干即可入药。榧子也可作为干果食用。

在古时榧子价值就得到了人们重视，宋代文学家苏献在任杭州知州送别郑户曹时，曾写下了《送郑户曹赋席上果得榧子》诗一首，赞美会稽山香榧，曰:“彼美玉山果，粲为金盘实，……驱攘三彭仇，已我心腹疾……物微兴不浅，此赠毋轻掷。”说的就是榧子装在金色的盘子中，能驱除人体内作祟的仇敌三虫，所赠榧子不要轻易扔掉。

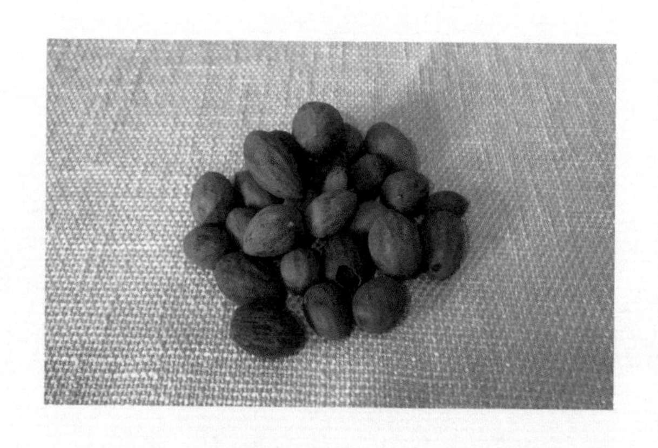

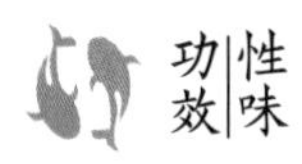

榧子，味甘，性平，归肺、胃、大肠经，其主要功能是杀虫消积，润燥。杀虫消积是指榧子既能杀蛔虫、绦虫、姜片虫等多种肠道寄生虫，又能润肠通便，促使排虫。润燥是指榧子可滋润大肠、胃、肺，既可润肠通便，又可润燥止咳，对于肠燥便秘、肺燥咳嗽均有效果。

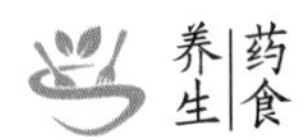

1. 治蛔虫、蛲虫：榧子使君煎

（《开卷有益·求医问药》2015 年 08 期）

配方 榧子、使君子仁、大蒜瓣各 30g。

制法 将榧子、使君子仁、大蒜瓣均切碎，以水煎之。

服法 热服，一日三次，饭前空腹服用。

效用 杀虫。适用于蛔虫、蛲虫等肠道寄生虫病。

养生指导 本品可治疗肠道寄生虫病，如蛔虫、蛲虫。方中使君子善驱蛔虫，为驱蛔要药，对于蛲虫也有一定的作用，与榧子配伍，两者相须为用。加上大蒜瓣有杀虫作用，增强了全方的效用。三者合而用之以奏杀虫之效。

2. 治小儿钩虫：炒香榧（《食疗本草》）

配方 香榧子 250~500g。

制法 于每年 10~11 月间香榧子成熟时采摘，除去肉质外皮，取出种子，晒干；再将榧子仁微炒至外表褐黑，内仁黄黑，发出焦香味为度。

服法 每日吃香榧子肉10~15g，连吃15~30天，直至大便中钩虫卵消失为止。嚼服，不拘时服。

效用 消积杀虫。适用于小儿钩虫病。

养生指导 本品以一味药食同用药材榧子为方，炒制食用，榧子杀虫消积，润肠通便，可促进胃肠道中的钩虫排出体外。

3. 便秘：香榧麻酱菠菜（《东方药膳》2007年07期）

配方 香榧仁35g，芝麻酱30g，花生油25g，菠菜250g，川盐、鸡精各适量。

制法 香榧仁绞成细末；锅内放花生油、香榧仁细末、芝麻酱，炒至熟透，铲入碗内，加入川盐、鸡精调匀；菠菜去蒂和叶，切成长节，投入沸水锅中焯水至熟，捞起，用冷开水透凉，沥干水，盛入盘内，淋上调好的味汁，拌匀即成。

服法 制作好后直接食用，每日一次。

效用 降脂消积，滋阴润燥，养血止血。适用于肠燥便秘、血脂偏高者。

养生指导 本品中芝麻酱含有丰富的脂肪，可以滋润肠道促进排便，对于肠燥便秘、排便困难的人，适当吃芝麻酱有很好的润肠通便的功效。菠菜含有丰富的膳食纤维，能够有效促进胃肠道蠕动。花生油也有一定的润肠功效。以川盐、鸡精佐以调味，调和口感。

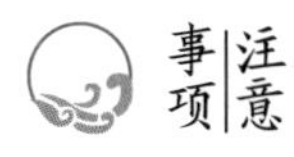

1. 榧子有润肠通便的作用，腹泻或大便稀溏者不宜食用。不要与绿豆同食，否则容易发生腹泻。

2. 食用榧子有饱腹感，所以饭前不宜多吃，以免影响正常进餐。

3. 榧子含有一种生物碱，对子宫平滑肌有收缩作用，因此孕妇不宜食用。

酸枣仁

补中安神

酸枣仁，最早见于《神农本草经》，别名枣仁、酸枣核、山枣仁，为鼠李科植物酸枣的种子，秋季果实成熟时采收，将果实浸泡一宿，搓去果肉，捞出，用石碾碾碎果核，取出种子，晒干。在我国多个省份均有种植，主产于河北、陕西、辽宁、河南。其具有作为药物治疗疾病的作用，也可用于食疗。

酸枣仁的药用价值可从下面这个故事中窥得一二：唐代永淳年间，相国寺有位和尚允惠，患了癫狂证，经常妄哭妄动，狂呼奔走。病程半年，虽服了许多名医的汤药，均不见好转。允惠的哥哥潘某，与名医孙思邈是至交，潘恳请孙思邈设法治疗。孙思邈详询病情，细察舌脉，然后说道："令弟今夜睡着，明日醒来便愈。"潘某听罢，大喜过望。孙思邈吩咐："先取些咸食给小师父吃，待其口渴时再来叫我。"到了傍晚时分，允惠口渴欲饮，家人赶紧报知孙思邈，孙思邈取出一包药粉，调入约半斤白酒

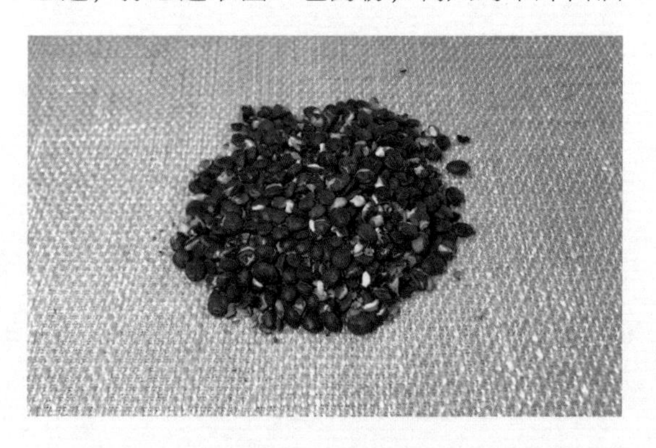

中，让允惠服下，并让潘某安排允惠住一间僻静的房间，不多时，允惠便昏昏入睡。孙思邈再三嘱咐不要吵醒病人，待其自己醒来。直到次日半夜，允惠醒后，神志已完全清楚，癫狂痊愈，潘家重谢孙思邈，并问其治愈道理。孙回答："此病是用朱砂酸枣仁乳香散治之，即取辰砂一两，酸枣仁及乳香各半两，研末，调酒服下，以微醉为度，服毕令卧睡，病轻者，半日至一日便醒，病重者二三日方觉，须其自醒，病必能愈，若受惊而醒，则不可能再治了。昔日吴正肃，也曾患此疾，服此一剂，竟睡了五日才醒，醒来后病也好了。"这一巧治癫狂之法，取酸枣仁安神之功，配伍朱砂镇心安神，故收到理想疗效。(《告诉您每一味中药的来历：讲故事学中药》)

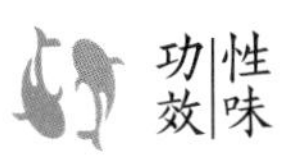

酸枣仁，味甘，性平，归心、肝、胆经，其主要功能是养心安神，敛汗。养心安神是指酸枣仁对人体有镇静、催眠、使人安定的作用。《长沙药解》记载其"宁心胆而除烦，敛神魂而就寐"。当人体出现心肝阴血不足，心失所养的心悸怔忡、失眠多梦、虚火内扰时均可使用。敛汗是指酸枣仁对于体虚自汗、盗汗者有一定的收敛止汗作用。

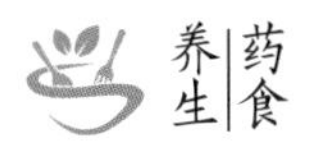

1. 失眠：酸枣仁粥（《饮膳正要》）

配方 酸枣仁末 15g，粳米 100g。

制法 先以粳米煮粥，临熟，下酸枣仁末再煮。

服法 热服，每日一次。

效用 宁心安神。适用于心悸、心烦、失眠、多梦。

养生指导 本品用于心神不宁，心失所养，心肝阴血不足者。心为五脏六腑之主，心血不足则神无所安，肝血不足则魂无所归，故而心悸、心烦、失眠、多梦。方中粳米禀秋成之金气，下降肾水以滋阴，又归脾经，可补益中气，气能生血，故又可滋养心脏以除烦安眠。

2. 失眠：小米枣仁粥（《民间方》）

配方 小米100g，枣仁末15g，蜂蜜30g。

制法 小米煮粥，候熟，入枣仁末，搅匀。食用时，加蜂蜜。

服法 热服，每日两次。

效用 补脾润燥，宁心安神。用治纳食不香、夜寐不宁、大便干燥等。

养生指导 本品用于心阴不足，心火炽盛，夜寐不宁，大便干结，纳差者。《本草纲目》记载，小米“煮粥食，益丹田，补虚损，开肠胃”;《随息居饮食谱》记载小米“性较凉，病人食之较宜”。因此小米在本方中有滋阴降火，开胃之效。蜂蜜补脾气，润肠通便，调和口味。加上枣仁养心安神，补益心血，可助眠，通便，开肠胃。三物合用，共奏补脾润燥、宁心安神之功。

3. 心悸失眠：酸枣仁粥（《太平圣惠方》）

配方 酸枣仁10g，生地黄15g，粳米100g。

制法 枣仁、地黄水煎取汁，入粳米煮粥食。

服法 热服，每日一次。

效用 滋阴清热，安神定悸。用于心阴不足，心烦发热，心悸失眠等。

养生指导 方中生地黄清热凉血，养阴生津，以清心火、养心阴、除烦解热。粳米可除烦，用于心血不足，阴虚火旺之心悸失眠，又可温中益气，助阴血化生。酸枣仁滋养安神。三物合用，共同调理失眠心悸、心烦发热之证。

4. 失眠：酸枣仁百合茶（《家庭中医药》2020 年 05 期）

配方 百合 50g，酸枣仁 15g。

制法 提前将百合浸泡 1 天，再将枣仁炒熟，加入百合与适量的清水进行煎煮。

服法 热服，临睡服用，每晚 1 次。

效用 疏肝泻火，清心安神。适用于肝郁化火型失眠。

养生指导 肝主疏泄，肝气不舒，郁而化火，肝火伤阴，则阴血不足，故见失眠。方中百合养阴清心，宁心安神；酸枣仁归肝经，可滋肝阴，补肝血，两者合用可加强宁心安神之效。

注意事项

1. 部分人对酸枣仁表现出过敏反应，会出现关节疼痛，身体怕冷发热、咽喉异物感、舌头麻痹、口水不止等症状，用时需注意。

2. 酸枣仁富含油脂，有滑肠通便的作用，故脾虚泄泻者慎用。

西红花

调血解郁

西红花，见于《中药大辞典》，为鸢尾科植物番红花的柱头，别名藏红花、番红花。“番红花”一词来自阿拉伯，我国始见于《品汇精要》，其名为撒馥兰（音译），《本草纲目》将其列入草部湿草类，名为番红花。本品原产于中东和地中海沿岸，明朝经西藏传入我国，故名藏红花。

藏红花在国际生产生活中一直被广泛应用。15 世纪时，人们对藏红花的需求达到了高峰。在黑死病席卷欧洲时，藏红花被认为是一种有效的解药。杰勒德在《药草》中建议：10 颗谷粒重量的藏红花、2 盎司核桃仁、2 盎司无花果、1 打兰耐毒药、几片鼠尾草叶和足量的紫繁水一起捣碎、捏成大块或小块，可储藏在玻璃器皿中备用。清早空腹服用少量，可免受瘟疫伤害，还可以将病原体从被感染的人身上祛出去。

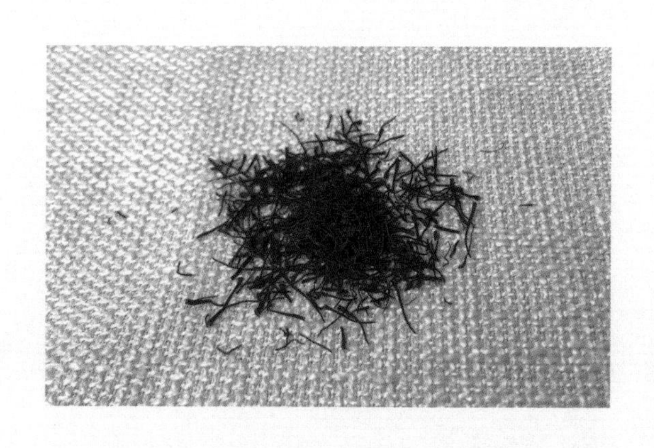

性味功效

西红花，味甘，性平，归心、肝经。藏红花是驰名中外的藏药，其药效奇特，尤其以活血养血而闻名天下。据《本草纲目》记载，藏红花能“活血、主心气忧郁，又治惊悸”。藏红花可疏经活络，通经化瘀，散瘀开结，消肿，止痛，凉血解毒。忧思郁结者长期坚持服用可令人心喜。现代药理研究证明本品对改善心肌供血供氧等方面疗效确切。此外藏红花含有多种甙的成分，可明显增加冠状动脉的血流量。

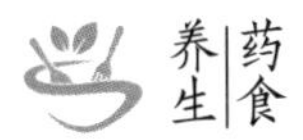

药食养生

1. 活血通络：红花糯米粥（《中药验方》）

配方 红花 10g，当归 10g，丹参 15g，糯米 100g。

制法 先煎诸药，去渣取汁，后入米煮作粥。

服法 每日 2 次，空腹食。

效用 养血活血调经。适用于月经不调而有血虚、血瘀者。

养生指导 此为民间方。藏红花具有疏经活络、通经化瘀、散瘀开结、消肿止痛的作用，当归、丹参补气养血，合藏红花加入米中熬粥，适当食用后自然可使身体内血流通畅，改善全身供血。

2. 补脾开胃：红花牛肉汤（《医药与保健》2002 年 03 期）

配方 牛肉 500g，干番红花 4g，丹参 15g，陈皮 6g，胡椒粉 2g，八角 1g，生姜片 5g，葱节 30g，盐、鸡精、香油、料酒各适量。

制法 净锅内放清水烧至沸，投入牛肉块，烧沸打净浮沫，加入八角、生姜片、陈皮、丹参片、干番红花、胡椒粉、葱节、料酒、烧至牛肉炖软时，拣去陈皮、葱节，放上盐煮至入味，再放入鸡精和香油调匀，起锅即成。

服法 食欲不佳，脾虚胃痛时服用此汤，可佐餐食用。

效用 补脾开胃，活血祛瘀，补气养血，解郁安神，凉血解毒，止痛。

养生指导 此为民间方。藏红花活络化瘀，散瘀开结；牛肉安中益气力，养脾胃之气；丹参、陈皮健脾益气；胡椒、姜、葱等祛湿止痛。胃寒脾虚，食欲不佳之人宜服之。

3. 调经养血：桑椹红花汤（《饮食科学》2012 年 02 期）

配方 桑椹 25g，红花 5g，鸡血藤 20g，黄酒适量。

制法 先将鸡血藤和红花加入 2 碗水煎取汁液，待到锅中只剩 1 碗水时，弃去药渣，留取汁液备用。桑椹清洗干净后，放入锅中，加入适量的水开始煮，煮至桑椹熟烂时，倒入药汁和黄酒，搅拌一下，再煮上五分钟，即可出锅。

服法 每日早晚温热服用。

效用 活血化瘀，调经养血。

养生指导 藏红花舒筋活络，通经化瘀，开郁解忧，长期坚持服用可令人心喜，全面提高人体的免疫力。加之桑椹养肾滋阴，鸡血藤活血养血，三味药与性温热的黄酒相调和，闭经者服用，效果很不错。

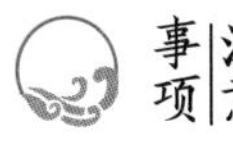

注意事项

1. 孕妇忌服。藏红花不仅可以避孕还是民间流传的堕胎药。

2. 月经期间忌服：藏红花活血，会增加经期出血量。

3. 有溃疡病及出血性疾病者应慎用。

铁皮石斛

益胃滋阴

铁皮石斛最早见于《神农本草经》，为兰科植物金钗石斛或其多种同属植物的茎，附生于高山岩石或森林中的树干上。全年均可采挖，但以秋后采挖者质量佳。

铁皮石斛经常用于挽救那些在生死边缘徘徊的生命，屡屡见效，关于它的民间小故事也有很多。相传公元819年，吏部侍郎韩愈因反对迎佛骨之事被贬潮州，家眷也被赶出长安。在将到潮州府时，韩愈因水土不服而染虚热之证，主要表现为身体疲乏、头晕眼花、咳嗽少痰、失眠、小便黄赤等一系列症状。在生命垂危之际，服用了当地的一种草本植物铁皮石斛后痊愈，而他十二岁的小女儿因没有及时服用而惨死于驿站旁边。当时，他还悲怆而愤怒地提笔写下了“一封朝奏九重天，夕贬潮阳路八千”的诗句。（《中国中医药网》2018年10月刊）

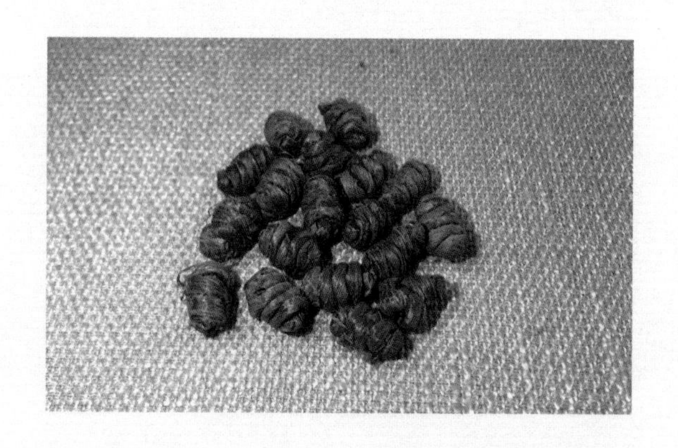

性味功效

铁皮石斛，味甘，性平，微寒，归肺、胃、肾经，功能滋阴清热，益胃生津，润肺止咳。现代药理研究表明：铁皮石斛含有丰富的多糖类物质，具有增强免疫功能的作用，还可提高应激能力，具有良好的抗疲劳、耐缺氧的作用。铁皮石斛对脾胃病中常见的致病菌幽门螺杆菌有较好的抑制作用，有助于治疗萎缩性胃炎、浅表性胃炎、十二指肠溃疡等与幽门螺杆菌相关的病证；同时，口服铁皮石斛煎液能够促进胃液的分泌，增强胃的排空能力，帮助消化。本品还可用于治疗肝炎、胆囊炎、胆结石等肝胆疾病。铁皮石斛不仅可以增强胰岛素活性，同时能显著降低血糖水平，还可促进循环、扩张血管、降低血胆固醇和甘油三酯。此外，本品还具有抗肿瘤、抗风湿、保护视力、滋养肌肤、抗衰老等作用。

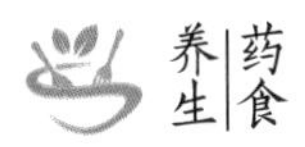

药食养生

1. 解酒护肝：石斛炖乌鸡

配方 灵芝 25g，石斛 10g，西洋参 15g，乌鸡 1 只，猪瘦肉 50g，红枣 5 个，生姜 3 片。

制法 将用料分别洗净、去核；乌鸡宰杀后洗净，去脏杂、尾部，一起与猪瘦肉、生姜下瓦煲；加水 2500mL。大火煮沸后改为文火煲 2 小时，下盐调味便可。

服法 每周食用 1~2 次。

效用 滋阴润肺，清热生津，解酒护肝。

养生指导 乌鸡是补五脏、补全身之气的药食佳品。本方可全面调节人体机能平衡，提高自身免疫力，使全部脏腑和器官机能正常化，且清润醇和可口，是调理养生的家庭靓汤。

2. 心烦口干：石斛冰糖茶（《中国药膳学》）

配方 石斛 15g，冰糖适量。

制法 将石斛剪碎，置保温杯中，再加冰糖适量，用沸水冲泡，盖闷 15 分钟。

服法 代茶频饮。

效用 养阴清热，生津益胃。主治温热病后期低热不足、口干渴、虚劳烦热、梦遗滑精。亦可用于妇女不明原因低热、心烦、口干者。

养生指导 石斛可清胃生津，对胃肾虚热者最宜；冰糖可润肺生津。二者合用可使肺胃之气升降有序，津液输布合理，五脏阴阳调和。但需注意脾胃虚寒，舌苔白腻者忌用本方。

3. 补肾健脾：石斛山药酒（《民间验方》）

配方 山茱萸 60g，怀牛膝 30g，石斛 120g，山药 60g，熟地黄 60g，白术 30g，白酒 3000mL。

制法 将上述药材捣成碎末，装入纱布袋内，放入干净的器皿中，倒入白酒浸泡，加盖密封。14 日后开启，去掉药袋，过滤后即可服用。

服法 每次 10~15mL，每日 3 次，将酒温热空腹服用。

效用 补肾，养阴，健脾。

养生指导 石斛、山药、熟地黄、怀牛膝、山茱萸可滋阴补肾；白术、山药可健脾益气。此酒补肾、养阴、健脾，主治因阴虚体弱而致的腰膝酸软、体倦乏力、食欲不振、头晕目眩等证。脾胃虚寒，舌苔白腻者忌用。

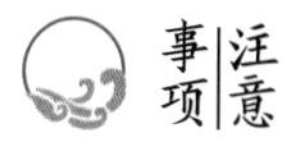

注意事项

热病早期阴未伤者，温湿病未化燥者，脾胃虚寒者不能服用。

青果

清热利咽

青果以“橄榄”为名始见于《日华子本草》，“青果”名出自《宛陵集》，又名橄榄子、白榄、青榄、忠果，是橄榄科植物橄榄的成熟果实，在秋季该树果实成熟的时候采摘，然后将新鲜果实晒干或阴干，就是青果药材。

在古代橄榄是一种名贵的果品，据《齐东野语》记载，橄榄又名“谏果”“忠果”“青果”。因为初食橄榄时有涩口之感，但放在嘴里久了，就会感到有清甜的回味，苦尽甘来，就好像“良药苦口”“忠言逆耳”一样。

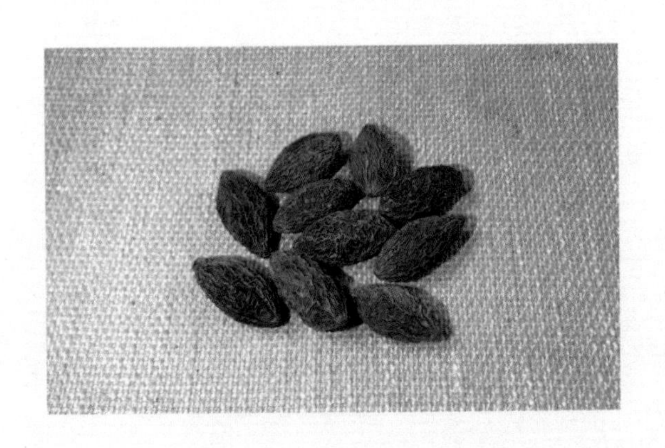

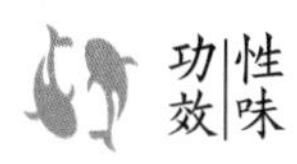

青果，味甘、涩、酸，性平，入肺、胃经，主要功效为清热解毒，利咽生津。现代药理研究它还有保肝、助消化、抗病毒的功效，临床主要用于治疗咽喉肿痛、烦热口渴、肠炎腹泻、手脚酸麻、鱼蟹中毒、醉酒等病证。《本草纲目》说橄榄有“开胃下气，止烦渴，生津液，治咽喉疼”之功用；《滇南本草》认为橄榄能“治一切喉火上炎、大头瘟症。能解湿热、春温，生津止渴，利痰，解鱼毒、酒、积滞”。如今，我国沿海渔民在煮河豚时，为解毒，习惯放几枚橄榄在鱼锅中。橄榄还可治鱼骨鲠喉，方法是橄榄磨汁含咽，《本草衍义》就有载：“嚼汁咽治鱼鲠。”

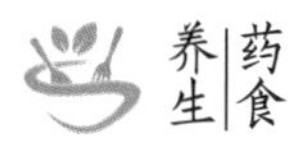

1. 咽喉炎：青果萝卜汤（《食物功效与食疗全典》）

配方 白萝卜500~1000g，青果12颗。

制法 将青果洗净，用刀连核一切两块，萝卜切薄片。共入锅中，加水煮汤。

服法 代茶饮用。

效用 清肺利咽解毒，降气开胃。

养生指导 方中萝卜味辛甘性凉，能降肺气化痰，治疗咳嗽，降胃气除腹中胀满，治疗食积，清肺利咽、开胃降气的青果与之合用，相得益彰。本方对急慢性咽喉炎、流感及脘腹胀满者效果较好。

2. 慢性咽炎：清肺利咽汤（《国医大师验方集》）

配方 青果、乌梅、山楂各6g。

制法 青果、乌梅、山楂洗净，用水煎服30分钟。

服法 每晚睡前30分钟服用。

效用 清肺，利咽，生津。

养生指导 青果性平，味甘、涩、酸，具有清热利咽、生津解毒的功效，用于咽喉肿痛、咳嗽、烦渴、鱼蟹中毒等。青果为常用的清热利咽药物，现代研究认为，青果具有较好的抗炎、抗病毒的药理活性。乌梅味酸而涩，性平，适用于久咳少痰或干咳无痰之证。山楂酸甘，微温，入脾、胃、肝经，能消食积，治疗各种饮食积滞。此方对慢性咽炎有缓解作用，对咽炎引起的打鼾也能起到间接治疗作用。

注意事项

青果不宜多服，表证初起、脾胃虚寒及大便秘结者应慎用青果。

枳椇子

醒酒良药

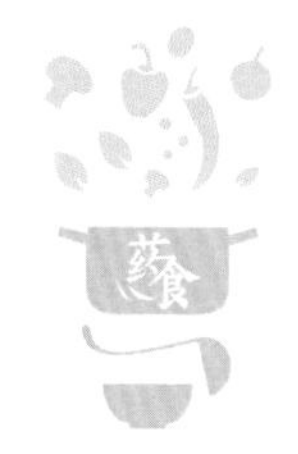

枳椇子出自《唐本草》，又名拐枣、鸡爪梨，为鼠李科植物北枳椇、枳椇和毛枳椇的成熟种子，亦有用带花序轴的果实入药者。

《苏东坡集》中记载了这样一则故事：苏东坡的一个同乡揭颖臣因长期喝酒得了一种饮食倍增、小便频数的病，久治不愈，并越发严重。后来苏东坡向他推荐了一个名叫张肱的医生，张肱诊后认为是慢性酒精中毒。于是张肱用醒酒药为他治疗，多年痼疾就此痊愈。张肱所用的一味主药就是“枳椇子”。苏东坡不仅记录了这个小医案，还常以枳椇子作为醒酒良药向友人推荐。

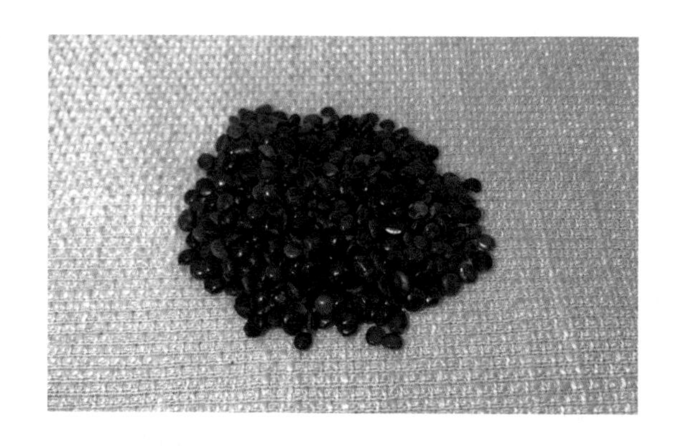

性味功效

枳椇子味甘，性平，归心、脾、肺经，具有解酒毒，止渴除烦，止呕，补中益气，润五脏，舒筋络，利大小便的作用，可用于解酒、烦渴、呕吐、二便不利等。《本草拾遗》：“止渴除烦，润五脏，利大小便，去膈上热，功用如蜜。”《滇南本草图说》：“补中益气，痰火闭结于胸中，用此可解。”

药食养生

1. 糖尿病：枳椇汤（《中华养生汤》）

配方 枳椇子 500g。

制法 将枳椇子放入砂锅中，加适量水，先以武火煮沸，再以文火慢煎成浓汁。

服法 口渴即少少饮之，不分次数。

效用 益胃生津，止消渴，解酒毒。

养生指导 枳椇子具有除烦渴，解酒毒，利小便的作用，适用于以多食易饥，口渴欲饮，饮不解渴，尿多，形体消瘦，大便干燥，苔黄，消谷善饥为主要症状的糖尿病，亦治醉酒伤胃。须注意脾胃虚寒者不宜服饮。

2. 醉酒：醉酒方（《安徽中草药》）

配方 枳椇子 12g（杵碎），葛花 9g。

制法 将枳椇子、葛花洗净放入锅中，加清水适量，浸泡 10 分钟后，水煎取汁。

服法 药汁放凉后冷服。

效用 除烦渴，解酒毒，醒脾胃。

养生指导 枳椇子具有除烦渴、解酒毒的功效；葛花具有解酒毒、醒脾胃的功效。现代研究葛花中的皂角苷、异黄酮类具有氧化还原作用，可加速酒精氧化，使乙醇失去毒性，收缩和保护胃肠黏膜，减缓酒精的吸收，阻碍酒精快速大量地进入血液循环。醉酒方适用于醉酒烦渴、心胸烦闷、恶心、呕吐等。

注意事项

脾胃虚寒者禁用。

枸杞子

平补肝肾

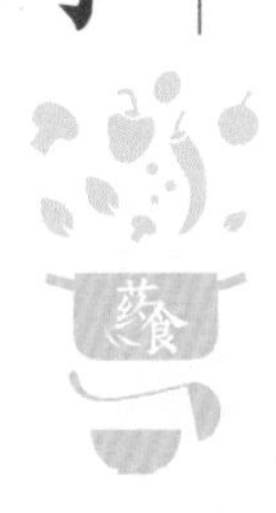

枸杞的药用记载始于《神农本草经》，认为其性味为苦寒，但其统而论之，并未有根、茎、叶、实之分。《名医别录》中将根、叶、子分而论之，认为枸杞味苦寒，子微寒。枸杞子别名杞子、杞果、血枸子、枸杞豆，为茄科灌木或小乔木植物枸杞、宁夏枸杞的成熟果实。夏、秋果实成熟时采摘，除去果柄，置阴凉处晾至果皮起皱后，再曝晒至外皮干硬、果肉柔软即得（也可用微火烘干）。目前，枸杞子的食用已相当广泛，经常会在菜、茶、粥、酒中见到这种红红的小果，既美味，又有保健作用，且大大改善了食品的视觉效果。

南宋著名爱国诗人陆游在年老时，因肾气渐亏，肝肾之阴不足，常感到两目昏花、眼力不济，所以经常用枸杞做粥羹食用。他还写下了“雪霁茅堂钟馨清，晨斋枸杞一杯羹”的诗句。

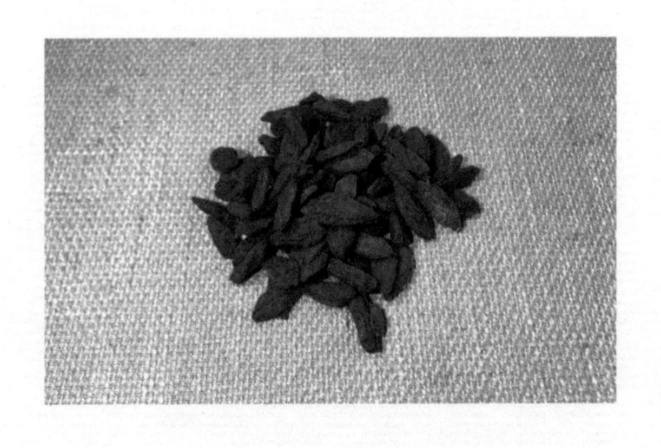

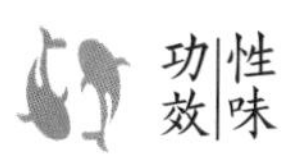

性味功效

枸杞子味甘，性平，归肝、肾经，可补肝肾，益精血，明目。本品入肝肾二经，善滋肾、益精、养血，为养血补精之要药，用于虚劳精亏、腰膝酸痛、眩晕耳鸣、阳痿遗精、内热消渴、血虚萎黄、目昏不明等证。《药性论》载枸杞子“能补益精诸不足，易颜色，变白，明目，安神”。

药食养生

1. 肾虚证：枸杞百合糯米粥（《中华家庭药膳全书》）

配方 枸杞子 20g，百合、红糖各 30g，糯米 100g。

制法 将枸杞子、百合（去尖）洗净，糯米淘洗干净，放人砂锅中，加入百合与枸杞子，加适量清水，文火煨粥，粥成时加入红糖，拌匀。

服法 每日 1 剂，可分餐食用。

效用 清心安神，润肺止咳，丰肌泽肤，乌发固齿，滋补肝肾。

养生指导 百合具有养阴润肺、清心安神及美容养颜的功效；枸杞子滋肾、益精、养血。本方适用于发枯肤黑、身体虚弱、神经衰弱、头目晕眩、身体消瘦者，可长期服用。

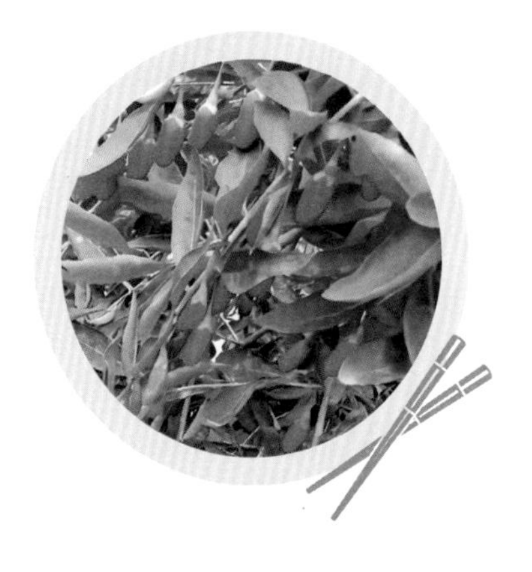

2. 耳鸣、耳聋：聪耳明目茶

配方 枸杞子、山茱萸各 2 匙，山药 5~6 片。

制法 上述各味洗净，加水煎煮30分钟。

服法 代茶饮用，每日1剂。

效用 滋养肝肾，补益肝血，聪耳明目。

养生指导 山茱萸、枸杞子、山药补肾健脾，适用于老年人肝肾阴虚、视物昏花、耳鸣、耳聋等证。

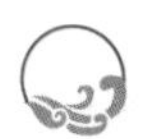

注意事项

1. 阴虚人群应该注意枸杞的用量，因为枸杞味甘，有补益作用，用量过度能造成上火，尤其是生吃时更应减少用量。

2. 感冒发烧、身体有炎症、腹泻的病人忌用。

茯苓

除湿之圣药

茯苓出自《神农本草经》，为多孔菌科真菌茯苓的干燥菌核，多于7~9月采挖，挖出后除去泥沙，堆置“发汗”后，摊开晾至表面干燥，再“发汗”，反复次数至出现皱纹、内部水分大部分散失后，阴干，称为“茯苓个”；或将茯苓按不同部分切割，阴干，分别称为“茯苓片”及“茯苓块”。

有这样一个故事，患难夫妻与茯苓：传说古代有个员外，家里仅有个女儿，名叫小玲。员外雇了一个壮实的男子料理家务，叫小伏，员外的女儿暗暗喜欢上他了。不料员外知道后，嫌贫爱富，便准备把小伏赶走，把自己女儿许配一个富家子弟。小伏和小玲得知此事便一起从家里逃出来，住进一个小村庄。后来小玲得了风湿病，常常卧床不起，小伏日夜照顾她，二人患难相依。一天，小伏进山为小玲采药，在松树旁发现一个棕黑色球体，表皮裂口处白

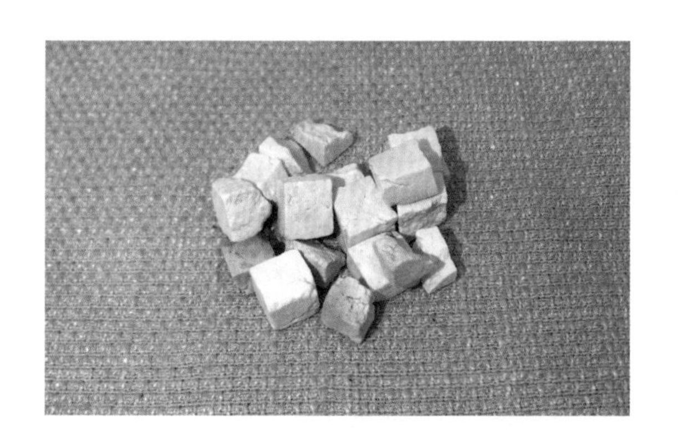

似番薯。他把这种东西挖回家，做熟了给小玲吃。次日小玲病痛减轻，后小玲经常吃此物，风湿病也渐渐痊愈了。由于这种药是小玲和小伏第一次发现的，人们就把它称为“茯苓”。(《讲故事识中药》)

性味功效

茯苓味甘、淡，性平，归心、肺、脾、肾经，功能渗湿利水，益脾和胃，宁心安神，用于水肿尿少、痰饮眩悸、脾虚食少、便溏泄泻、心神不安、惊悸失眠等。茯苓药性缓和，功能益心脾，利水湿，补而不峻，利而不猛，既能扶正，又可祛邪，故在临床上常作为辅助药物广泛使用，与补气药物如党参、白术、甘草等同用则健脾；与利水药如猪苓、泽泻等同用则渗湿，应用不同，可补可泻。茯苓还有松弛消化道平滑肌的作用，可抑制胃酸分泌，对消化道溃疡有预防作用。《用药心法》:“茯苓，淡能利窍，甘以助阳，除湿之圣药也。味甘平补阳，益脾逐水，生津导气。”

药食养生

1. 脾胃虚弱：茯苓饼（《中医补气血养生法》）

配方 茯苓粉、米粉、白糖各200g。

制法 上述三物加水适量，调成稀糊后平底锅中用小火烙成薄饼即成。

服法 佐餐或当零食。

效用 健脾益气。

养生指导 本品色白味甜酥脆，口感较好。茯苓味甘淡平，善入脾经，能健脾补中，又有利水消肿、宁心的功效，对脾虚所致的食少、神衰、心悸、气短、浮肿、便溏有较好的效果。

2. 糖尿病：茯苓山药肚（《食疗养生药膳百科》）

配方 猪肚1只，泡发的茯苓200g，淮山药200g，黄酒1匙。

制法 将茯苓以水泡发，猪肚洗净，将淮山药、茯苓装入肚内，开口扎牢，放入大砂锅中，加冷水浸没，用中火烧开后加入细盐半匙，黄酒2匙，改小火慢炖4小时，至肚酥烂，冷却后将茯苓、山药倒出，烘干，研成细粉，装瓶备用。

服法 吃肚饮汤，佐膳食用。茯苓山药粉每次10g，每日2~3次，饭后开水冲服。连用2~3个月为1疗程。

效用 补肾益胃，健脾渗湿，养阴止渴，缓降血糖。

养生指导 方中猪肚性温，味甘，微苦，补虚损，健脾胃；淮山药健脾补肺，固肾益精，与茯苓共为膳食，相得益彰。糖尿病病人常食能使尿量逐渐减少，血糖渐趋正常，可长期用此方调理。

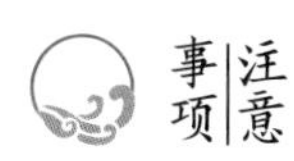

1. 阴虚而无湿热、虚寒滑精或气虚下陷者忌服。
2. 素体虚弱津亏血少者，不应多食。
3. 秋燥季节，口干咽燥，而无脾虚湿困者，不要多用茯苓。

主要参考文献

[1]周文东.药食同源日常应用3000例[M].重庆：重庆出版社，2015.

[2]王孟英.随息居饮食谱[M].西安：三秦出版社，2005.

[3]洪巧瑜，樊长征，卜训生，等.药食同源与健康[M].北京：中国中医药出版社，2016.

[4]忽思慧.饮膳正要[M].北京：中国书店，1993.

[5]许广里.民间小验方[M].长春：吉林科学技术出版社，1999.

[6]余瀛鳌，陈思燕.一味药增颜值[M].北京：中国中医药出版社，2017.

[7]雷子.食疗是最好的偏方[M].北京：中国古籍出版社，2008.

[8]高学敏.中药学[M].北京：中国中医药出版社，2007.

[9]寇宗奭.本草衍义[M].北京：中国医药科技出版社，2019.

[10]周鸿飞，吴翠娟，辛达漳，等.百病食疗偏方1100[M].石家庄：河北科学技术出版社，1992.

[11]葛可久.十药神书[M].北京：中国医药科技出版社，2020.

[12]严用和.严氏济生方[M].北京：中国医药科技出版社，2012.

[13]姚俊.经验良方[M].北京：人民军医出版社，2009.

[14]张瑞贤，紫轩.养生百草[M].南宁：广西科学技术出版社，2009.

[15]周祯祥，唐德才.中药学[M].北京：中国中医药出版社，2016.

[16]于康.高血压营养食谱[M].重庆：重庆出版社，2007.

[17]张山雷.本草正义[M].太原：山西科学技术出版社，1999.

[18]谭兴贵.百病食疗方[M].济南：山东科学技术出版社，2004.

[19]姚海扬.中国经典保健药膳[M].深圳：海天出版社，2006.

[20]向前福.食疗大观[M].武汉：湖北科学技术出版社，2015.

[21]李永来.中华食疗[M].哈尔滨：黑龙江科学出版社，2012.

[22] 林敬 . 高脂血症食疗与养生 [M] . 上海：上海科学技术文献出版社，2011.
[23] 毛登峰 . 民间验方 [M] . 桂林：广西师范大学出版社，2011.
[24] 国家药典委员会 . 中国药典 [M] . 北京：中国医药科技出版社，2015.
[25] 何国梁，谭国辉 . 中华上品药材养生大全 [M] . 广州：广州出版社，2006.
[26] 俞小平，黄志杰 . 中国益寿食谱 [M] . 北京：科学技术文献出版社，2002.
[27] 王者悦 . 中国药膳大辞典 [M] . 大连：大连出版社，2002.
[28] 夏翔，施杞 . 中国食疗大全 [M] . 上海：上海科学技术出版社，2006.
[29] 王士雄 . 随息居饮食谱 [M] . 天津：天津科学技术出版社，2002.
[30] 马清钧，王淑玲 . 常用中医现代研究与临床 [M] . 天津：天津科技翻译出版公司，1995.
[31] 赵静，陈詰 . 中药饮片临床应用与辨析 [M] . 北京：中国中医药出版社，2015.
[32] 谢宗万，范崔生，朱兆仪，等 . 全国中草药汇编 [M] . 北京：人民卫生出版社，1996.
[33] 鲁涤非 . 花卉学 [M] . 北京：中国农业出版社，2001.
[34] 李时珍 . 本草纲目 [M] . 北京：中国中医药出版社，1999.
[35] 张明，郑心 . 中草药的美丽传说 · 读故事知中医丛书 [M] . 北京：中国中医药出版社，2018.
[36] 何谏撰 . 生草药性备要 [M] . 北京：中国中医药出版社，2015.
[37] 黄仲华 . 中国调味食品技术实用手册 [M] . 北京：中国标准出版社，1991.
[38] 约翰 · 杰拉德 . 本草要义改订版 [M] . 上海：华东师范大学出版社有限公司，2018.
[39] 陈嘉谟 . 本草蒙筌 [M] . 北京：中医古籍出版社，2009.
[40] 尚黛尔·德尔凡，埃里克·吉通 . 染色植物[M]. 林苑译 . 上海：生活·读书 · 新知三联书店，2018.